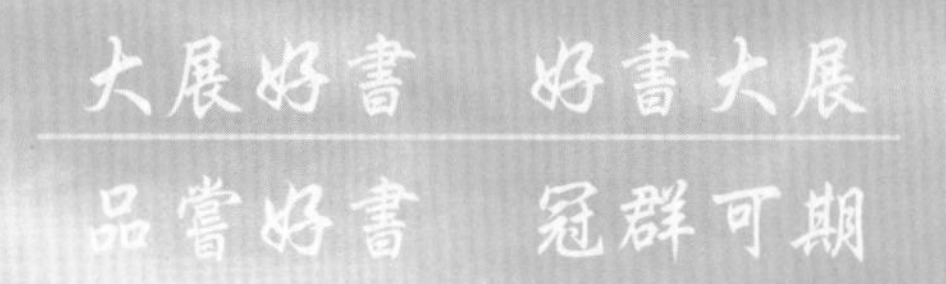
大展好書　好書大展
品嘗好書　冠群可期

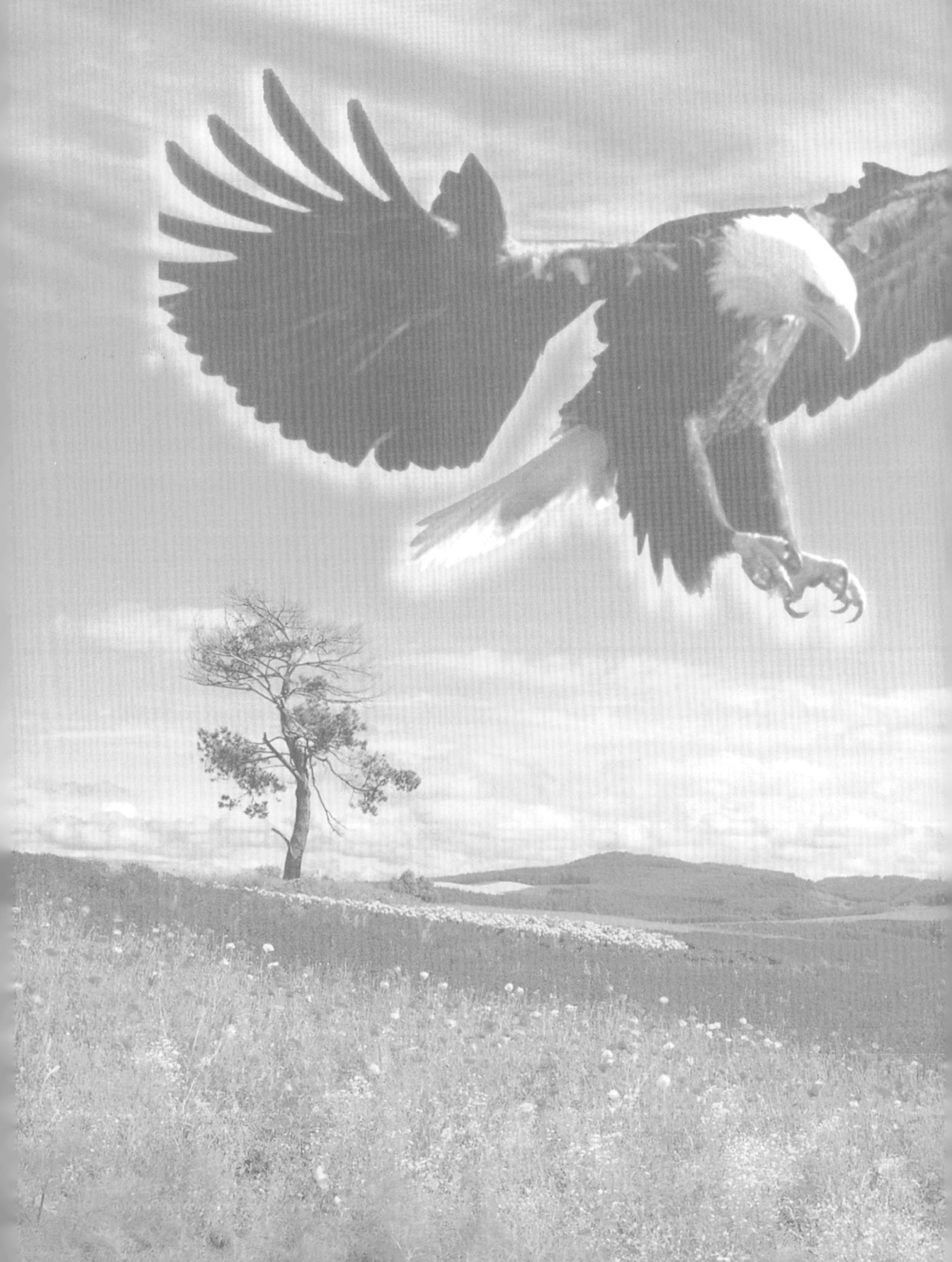

大展好書　好書大展
品嘗好書　冠群可期

名醫與您 ⑤

知名專家細說

肝病

金 瑞 編著

品冠文化出版社

肝病，不容忽視的「穩形殺手」

我國是肝病高發國，尤其是B型肝炎，已成為對我國人民健康危害最大、後果最為嚴重的一種傳染病。調查研究顯示，目前全世界約有3億B型肝炎病毒帶原者，而我國就約有1億2千萬人，其中約3000萬是慢性B型肝炎患者。而且，我國每年有75萬～120萬孕婦成為B型肝炎病毒帶原者，如果不對她們的新生兒採取有效的預防措施，則這些新生兒中50%～90%可能會感染B型肝炎病毒。在新生兒期感染B型肝炎病毒者中的90%會成為長期帶毒的人，在青年時期出現肝炎症狀，少數則在壯年時期發生所謂「隱源性」肝硬化和肝癌。我國每年因肝病死亡的人數約有35萬，其中一半是原發性肝癌。可見，肝病是隱藏在人們身邊的不容忽視的隱形「殺手」。

肝臟是人體最重要的臟器之一，可為身體提供必需的營養物質，並將日常生活中不小心攝入的有毒物質進行分解代謝，具有解毒功能，從而保持身體的健康狀態。肝臟時時刻刻都在默默地工作著。肝臟一旦發生病變，就意味著我們的健康失去了保障。

肝病的發病機制非常複雜，由多種病因引起。而肝病的種類也多種多樣，有肝炎、肝硬化、脂肪肝以及肝癌等。無論是肝炎還是肝癌，中老年人都是高發人群。就中年人而言，吸菸、喝酒，在外應酬多，感染肝病的概率就多，而且許多中年人沒有對肝病給予足夠的重視，致使肝病在不經意間慢慢滋長，最終導致嚴重的健康危機。老年人本來體質就較弱，抵抗能力較差，一旦患上肝病，後果也極為嚴重。

為了將肝病這個「隱形殺手」拒之門外，瞭解一些必要的肝病常識、學會肝病的預防方法是非常必要的。如不慎得了肝病，則更有必要瞭解一些科學的飲食療法、運動療法和心理療法。

肝病患者自身要正確看待肝病，不能因為患了肝病，就自暴自棄。肝病患者首先要對自己的疾病有一個正確的認識，保持樂觀的精神狀態，然後積極配合治療，這樣才能加速疾病的痊癒。

註：台灣2009年主要死因排名

排名	死　因	平均多久死1人
1	癌症	13分10秒
2	心臟疾病	34分49秒
3	腦血管疾病	50分37秒
4	肺炎	1時 2分53秒
5	糖尿病	1時 2分52秒
6	事故傷害	1時11分26秒
7	慢性下呼吸道疾病	1時46分 4秒
8	慢性肝病及肝硬化	1時46分52秒
9	蓄意自我傷害（自殺）	2時 9分22秒
10	腎炎、胃病症候群及腎病變	2時11分26秒

目錄

第 1 章　瞭解肝病常識 ……………………………11

健康測試：你有下列肝病症狀嗎？…………………12
肝臟的結構和功能……………………………………13
易得肝病的高危人群…………………………………14
常見肝病的種類………………………………………16
肝病的肝外表現………………………………………17
A型肝炎的種類及診斷 ………………………………21
全面認識B型肝炎 ……………………………………24
B型肝炎的診斷 ………………………………………27
瞭解C型肝炎 …………………………………………29
全面認識D型肝炎 ……………………………………30
瞭解E型肝炎 …………………………………………32
第二大肝病——脂肪肝………………………………34
危害巨大的酒精肝……………………………………38
肝硬化的表現及檢查…………………………………40
掠奪生命的「殺手」——肝癌………………………44
由膚色識別肝臟病變…………………………………46

第 2 章　肝臟保養　積極預防 ……………………49

健康測試：你是C型肝炎的高危人群嗎？ …………50
中老年人預防肝病的措施……………………………51
預防A型肝炎的方法 …………………………………53

預防B型肝炎的方法 ……………………………56
預防C型肝炎有講究 ……………………………58
預防酒精性肝病的方法……………………………60
預防肝癌從日常生活做起…………………………62
做好妊娠期肝病的預防工作………………………64
家有肝炎患者，預防感染講方法…………………67
外出旅遊時預防肝炎的方法 ……………………68
保護肝臟健康的方法………………………………71

第3章 面對肝病 科學治療 ……………………73

健康測試：你有脂肪肝嗎？………………………74
治療肝病的五項原則………………………………76
治療A型肝炎的方法 ………………………………78
治療B型肝炎的基本方案 …………………………79
B型肝炎「大三陽」的治療方法 …………………82
不要忽視B型肝炎疫苗接種 ………………………84
B型肝炎患者用藥應把握「適當」原則 …………87
慢性C型肝炎的治療之本——抗病毒 ……………89
藥物性肝病的治療方法 …………………………91
肝癌的治療方法……………………………………92
清除脂肪肝的方法…………………………………95
肝炎患者應禁用的藥物……………………………97
不要陷入肝病治療的誤區…………………………98

目錄

肝硬化的治療…………………………………… 101
藥物性肝損傷患者的營養療法………………… 102
脂肪肝患者的營養治療方案…………………… 103

第4章 健康生活 遠離肝病 ……………… 105

健康測試：你的生活方式健康嗎？……………… 106
肝病患者日常護肝小招數……………………… 109
肝炎患者的自我療養法………………………… 111
B型肝炎患者宜生活自律 ……………………… 112
脂肪肝患者日常生活注意事項………………… 115
初春時節的養肝計畫…………………………… 118
肝病患者夏日防暑保健方法…………………… 120
肝病患者安度秋季的方法……………………… 121
慢性肝病患者過冬的良方……………………… 123
C型肝炎患者日常生活禁忌 …………………… 125
中老年B型肝炎患者歡度春節時的注意事項 …… 126
防治肝癌從生活細節做起……………………… 127
肝硬化患者生活宜忌…………………………… 129
居家遠離致肝癌的物品………………………… 131
肝炎患者要選擇合適的保健品………………… 133

第 5 章 不同肝病 不同飲食 ………………… 135

健康測試：你的飲食健康嗎？…………………… 136
肝病患者的飲食調養………………………………… 139
肝病患者應知的飲食原則………………………… 141
酒精性肝病患者應怎樣進行營養支持…………… 144
脂肪肝的飲食療法…………………………………… 145
老年肝炎患者的營養調養………………………… 149
幼兒肝炎患者飲食應遵守的原則………………… 150
B型肝炎患者的飲食調養 ………………………… 152
肝病患者宜吃的蔬菜………………………………… 156
不同肝病的不同飲食方法………………………… 157
各類肝病的家庭食療菜譜………………………… 160
出現肝腹水的患者應該怎麼吃…………………… 162
食慾減退的患者要合理選擇食物………………… 166
出現低蛋白血症的患者吃什麼好………………… 168
可益陰柔肝的靚湯…………………………………… 171
急性肝炎的飲食調養………………………………… 173
冬季治療肝病的食療方…………………………… 174

第 6 章 科學運動 強肝健體 ………………… 177

健康測試：肝病患者，你的運動量夠嗎？……… 178
適合慢性肝炎患者的運動項目…………………… 179

散步——肝病最佳的運動項目…………………… 181
脂肪肝患者的運動處方………………………………… 184
慢性肝病患者的運動攻略……………………………… 187
肝病患者夏季運動要做到3個最佳 ………………… 188
B型肝炎患者千萬不可過量運動 …………………… 190
脂肪肝患者運動前先體檢……………………………… 192
肝病患者宜循序漸進地運動…………………………… 193
脂肪肝患者運動時需注意的事項……………………… 195
「扭」一「扭」，扭掉脂肪肝…………………………… 196

第7章 憂鬱傷肝 保持樂觀 ………………………… 199

健康測試：肝病患者要學會減輕心理壓力……… 200
正確認識肝病…………………………………………… 201
肝病患者常見的幾種心理……………………………… 203
肝病患者要遠離壞心情………………………………… 205
肝病的心理保健療法…………………………………… 207
讓肝病患者放鬆的方法——寫日記 ………………… 210
肝病患者的傾訴管道——聊天 ……………………… 212
肝病患者調整情緒的方法——音樂 ………………… 214
肝病患者轉移注意力的方法——養花種草 ……… 215
讓肝病患者擁有好心情的方法——參加社會
活動……………………………………………………… 217
肝病患者克服心理障礙的方法………………………… 219

肝病患者的心理護理…………………………… 221

第8章 中醫調養 裨益肝臟 ………………… 225

健康測試：你對中醫知識瞭解多少？…………… 226
中藥治肝病時應遵循的原則……………………… 227
中醫治療肝病時應注意的問題…………………… 229
巧用藥膳治肝病…………………………………… 230
可預防肝病的藥茶………………………………… 234
防治脂肪肝的中醫方法…………………………… 238
可治療酒精性肝病的中藥方劑…………………… 239
能治療肝硬化的單味中藥………………………… 242
具有保肝功效的幾種常用中藥…………………… 246
治肝病時可自我按摩四穴位……………………… 249
肝硬化患者的按摩方法…………………………… 250
可引起藥物性肝病的中草藥「黑名單」………… 252
中醫治療B型肝炎的方法 ………………………… 253

第1章

瞭解肝病常識

肝臟是人體的重要器官，在人體的代謝、消化、解毒、凝血、免疫調節等方面起著非常重要的作用。然而，近年來隨著人們生活水準的提高和生活方式的改變，越來越多的人患上了肝病。肝病已成為當今威脅人類健康的主要疾病之一，成為人類健康不容忽視的「隱形殺手」。要捍衛健康，應先從瞭解肝病知識開始。

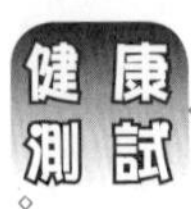

你有下列肝病症狀嗎？

我國是世界上肝炎嚴重流行的地區之一，肝炎的發病率較高。那麼，如何對自己進行肝病自測，以便及時就診治療呢？

以自己的實際情況為依據，看看有沒有下面這些症狀：

1. 出現類似「感冒」的症狀，且持續較長時間。

2. 無明顯誘因突然出現神疲力乏、精神倦怠、兩膝酸軟等症狀。

3. 突然出現食慾不振、厭油、噁心、嘔吐、腹脹、泄瀉或便秘等消化道症狀。

4. 右肋部出現隱痛、脹痛、刺痛或灼熱感。

5. 鞏膜、皮膚、尿等顏色發生變化，呈黃色或濃茶色。

6. 手掌呈金黃色，或整個掌面有暗紅色或紫色斑點。

7. 手掌表面，特別是大、小魚際部分和指端掌面的皮膚充血性發紅。

8. 在兩耳廓相應的肝點區，有一結節狀隆起，用火柴棒輕壓此點時，疼痛較其他部位明顯。

9. 臉色污穢無光澤。

10. 胸前部皮膚表面可見充血性紅絲，輕輕按壓紅點中心時，四周的紅絲可消失，停止按壓後紅絲又復現。

11. 腹部膨隆，腹壁上可見青筋。

12. 下肢明顯水腫，甚至全身水腫，小便短少。

13. 病情嚴重者口中還會有一種類似爛蘋果的氣味。

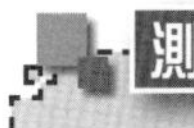

測試結果：

如果你出現了上述症狀的兩種以上，就極有可能患上了肝病，應及時去醫院診治，以免貽誤病情。

肝臟的結構和功能？

肝臟是人體最重要的臟器之一，在維持生命的過程中起著重要作用。瞭解肝病的發生、發展情況，以及肝臟的結構和功能知識很有必要。

肝臟結構

肝臟是人體內最大的實質性器官，由右葉和左葉兩部分組成，正常情況下呈紅褐色，質地柔軟。右葉大而厚，左葉小而薄。肝臟位於肺與膈的下方，並能隨著肺部的呼吸活動發生位置上的改變。例如，當人體在呼吸時，肝臟的位置便會有所下降。肝臟的位置不僅與人體內臟的活動相關，還與人的性別、年齡和體型等因素相關。

肝臟功能

肝臟是人體的化學加工廠，每天進行的生物化學反應達500種以上，這些生化反應與人的生命活動息息相關。例如，肝臟參與糖類、蛋白質、脂類、激素、維生素等的代謝過程，維持血糖的穩定。

肝臟具有神奇的解毒功能，無論是人體內部產生的還是從外界攝入的有毒物質，都能在肝臟內全部或部分由氧化、還原、水解和結合等方式轉化為無毒物質，排出體外，從而起到保護人體的作用。

肝臟還有凝血功能。肝臟製造了人體內幾乎所有的凝血因子，維持血液的暢通並有效地止血。肝臟還具有免疫功能，由隔離和吞噬，消除入侵人體內的各種抗原。

另外，肝臟還參與了人體血容量的調節、熱量的產生以及水、電解質的調節，若肝臟對某些電解質的調節失衡，就會引起水腫、腹水等症狀。

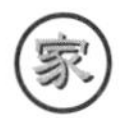

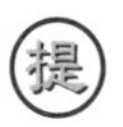

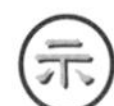

肝功能頗為複雜，一次驗血並不能顯示肝的全部狀況，最好找肝膽或腸胃專科醫生，為你判讀並解釋各項肝功能檢查報告，判斷自己是需要持續監測觀察還是需要接受治療。

易得肝病的高危人群

肝病是一種常見病，下面這幾類人是肝病的高危人群。

◎嬰幼兒　嬰幼兒的肝細胞再生能力較強，但免疫系統不成熟。嬰幼兒感染B型、C型肝炎病毒後，容易成為慢性肝炎病毒帶原者。

◎老年人　老年人的肝臟功能變化非常明顯。一旦得肝病後，肝臟變化首先是肝血流量減少，肝臟吸收營養、代謝物質和清除毒素的能力亦相應減退。同時，老年人的肝細胞還會出現不同程度的老化，所以老年人也是各類肝病的易感和易發人群。

◎孕婦　女性朋友懷孕後，體內胎兒生長發育所需要的大量營養全靠母體供應，這樣會大大加重孕婦的肝臟負擔，其抗病能力也因此明顯下降。孕婦在妊娠後期（孕28～40週）還應警惕妊娠急性脂肪肝的發生，該病以初產婦、雙胎（男胎）孕婦較易發生。

◎長期在外旅行、食宿的人　這類人最易發生A型肝炎、E型肝炎，這是因為在病毒性肝炎中，A型肝炎、E型肝炎是由消化道途徑傳播的。因此，這類人群特別要注意病從口入，在外用餐時如食具消毒不徹底，再加上旅途勞累、免疫功能下降，極易造成此類肝炎病毒的可乘之機，從而引發急性肝炎。

◎長期不動的人　一個人如果長期不運動，體內過剩的養分就會轉化為脂肪。如果脂肪沉積於皮下時，就表現為肥胖；如果積存於肝臟，就表現為脂肪肝。為了預防肝病，人們應多參加運動，促進血液循環，促進肝臟的生化反應，促使機體消耗及利用過剩的營養物質。

◎嗜酒者　研究表明，每日飲高濃度酒80～150克，連續5年以上，即可導致肝損傷。

這類肝損傷可分為酒精性脂肪肝、酒精性肝炎和酒精性肝硬化三種類型。此外，長期酗酒還可導致脂肪浸潤、肝細胞變性及肝功能異常。因此，嗜酒者是易得肝病的高危人群。

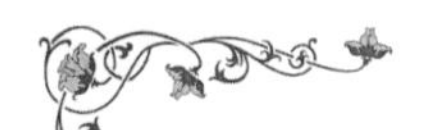
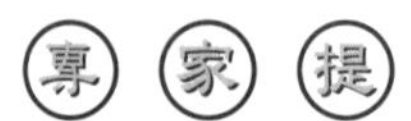

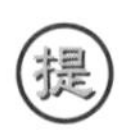
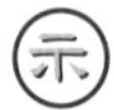

專家提示

為了自己的健康，肝病患者一定要戒酒。如果一定要飲酒，可服用一些有助於提高身體分解酒精能力的食物，以保護肝臟。

常見肝病的種類

在日常生活中，我們經常會聽到A型肝炎、B型肝炎、C型肝炎等疾病的名稱，這些疾病可統稱為肝病。不過肝病到底有多少種呢？

根據病因，醫學上將肝病分為五類。

◎病毒性肝炎　這類肝病傳染性極高，是最常見，也是危害性最大的一類肝病。

引起肝炎的病毒有五種，分別是A、B、C、D、E等。A、E型肝炎病毒由消化道傳染，B、C、D型肝炎由血液傳播。B、C型肝炎可轉為慢性，甚至可能演變為肝硬化，嚴重的還可能演變成肝癌。

◎非肝炎病毒感染　如巨細胞病毒、EB病毒感染後所致的肝臟傷害等。

◎代謝異常性肝病　這類肝病通常是指肝臟對脂肪、蛋白質等物質的代謝異常，從而導致肝功能和肝臟結構發生改變的疾病。

◎酒精性肝損害　這是因長期酒精的攝入量超過肝臟的分解能力，酒精中的主要成分乙醇對肝細胞造成損害、對肝功能造成影響的一類肝病。酒精肝危害較為嚴重。

◎藥物性肝損害　藥物引起的肝損害可分為兩種：一種是藥物的毒性作用；另一種與患者的特異性體質有關，也就是說，某一類人用某種藥後會發生肝損害。有些藥物性肝損害的發生率較低，但無法預測。

關於肝病，還有其他不同的分類，在此不再一一列舉，在後文中向大家介紹。

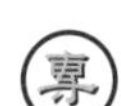
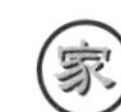
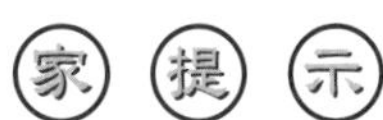
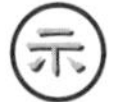

專家提示

肝硬化是一種慢性肝病，是由一種或多種病因長期或反覆作用，所引起的肝臟彌漫性損害。這些病因包括病毒性肝炎，主要為B型及C型；血吸蟲病；慢性酒精中毒；藥物及化學毒物；營養不良；循環障礙；膽汁淤積；腸道感染；炎症及代謝性疾病等。

肝病的肝外表現

肝臟一旦發生病變，可直接或間接影響全身各個器官，從而出現許多肝外表現，下面分別介紹常見的病毒性肝炎、肝硬化及肝癌的肝外表現。

病毒性肝炎的肝外表現

這裏主要談談B型病毒性肝炎的肝外表現。

◎發熱　一般而言，半數以上的患者在急性病毒性肝炎的發病初期都有低熱或中度發熱。患者有時伴咽痛、輕咳，酷似感冒，重症肝炎可致高熱。發熱時間多為數天，少數患者可長期低熱不退，體溫多在38℃以下，下午體溫稍高，有的伴畏寒。黃疸型肝炎患者一般在黃疸出現後體溫下降，如高熱持續不退，預後往往較差。肝炎過程中出現發熱，除肝炎本身外，應注意膽道系統感染或合併其他感染。

◎皮膚病變　肝炎患者有時會出現各類皮疹，最常見的為痤瘡性皮疹、毛細血管擴張，其次為蕁麻疹、斑丘疹、出血性紫癜、色素沉著或色素減退、非黃疸樣皮膚瘙癢等。

◎關節肌肉疼痛　一些患者在急性肝炎前期有關節疼痛，大關節周圍的肌肉和腓腸肌也時常酸痛並有壓痛。很多慢性肝炎患者有關節疼痛，大小關節均可受累，多為對稱發生，呈游走性，且常反覆發作。一般疼痛不嚴重，晨起時可有僵直感，類似風濕性或類風濕關節炎，但關節X光片提示骨質無破壞。

◎心血管病　有些肝炎患者會出現心肌炎、心律失常，如房室傳導阻滯等。之所以出現這些心臟方面的疾病，可能是病毒對心臟直接損害所致，慢性患者可能與自身免疫有關。專家還指出，少數肝病患者會發生多血管炎、結節性動脈周圍炎等。

◎肺部疾病　肝炎患者的肺部表現多為間質性肺炎、反應性胸膜炎等，多發生在兒童身上。

◎泌尿系統疾病　病毒性肝炎可引起膜性、增殖性、混合性或系膜增殖性腎小球腎病，出現蛋白尿、血尿及管型尿等。慢性肝炎，特別是重度慢性肝炎，還會引起腎小管性酸中毒。

◎血液系統疾病　肝病在血液系統的表現常有輕度貧血、白細胞減少、血小板減少，有時出現全血細胞減少、再生障礙性貧血、溶血性貧血等。

◎神經系統表現　肝病有時還會引起神經功能紊亂，使其產生過度興奮、易怒及失眠等症狀，但這些症狀極易被忽視。此外，還有可能出現味覺和聽覺障礙、無菌性腦膜炎、腦炎等。

◎內分泌及代謝異常　部分慢性肝炎患者有可能發生糖尿病，表現為不同程度的糖耐量減低，亦可出現低血糖、鈉水瀦留、低血鉀等。

肝癌的肝外表現

肝癌的肝外表現主要是病變影響周圍組織、腫瘤轉移至其他臟器或肝癌影響內分泌、代謝、骨髓等而致的異位激素綜合徵，其表現可涉及人體的多個系統，極易誤診。

◎發熱　一些患者會出現不同程度的發熱，多為37.5～38℃，少數可達39℃。熱型多不規則，有時發熱是就診的主要症狀。

◎腹痛　肝癌患者多有上腹或右肋部疼痛症狀，並可放射到右肩或背部，極易誤診為膽道或右胸疾患。有時會以急腹症就診，多因腫瘤破裂或出血所致。

◎紅細胞增多症　患者紅細胞雖增多，但白細胞、血小板無變化，其發生機制尚不清楚。有學者認為，癌組織能異位產生紅細胞生成素或類似物質，亦有人認為肝癌患者肝臟滅活功能降低，使紅細胞生成素相應增加，從而刺激骨髓產生過多紅細胞。本症多見於亞洲肝癌患者，發生率為10%。

◎低血糖症　低血糖發生率為10%～30%。肝癌所致低血糖有兩型，以A型較多見，多為低分化癌細胞，患者胃納差，全身衰竭，常見於腫瘤晚期，低血糖易於控制。B型癌細胞分化較好，早期患者全身情況尚好，僅有低血糖表現，易誤診為胰島細胞瘤，一旦發現低血糖，則較難控制。

◎假性甲狀旁腺功能亢進　這可能是由於腫瘤細胞產生一種多肽，這種物質具有類似甲狀旁腺素的活性，故而引起高血鈣。這種高血鈣用腎上腺皮質激素可使其降低，如伴骨轉移，則更易發生高血鈣。

◎肝外轉移灶症狀　有時轉移灶為就診的首要症狀，而使診斷混淆。轉移到肺，可引起咳嗽、咯血、呼吸困難等；轉移到胸膜，可出現胸水、胸痛；椎骨轉移可引起腰背疼痛，壓迫神經而致疼痛、截癱；長骨轉移易發生病理性骨折；腦轉移常有頭痛、嘔吐、失明、抽搐、偏癱等。若發生癌栓，栓塞較大，可致急性肺梗塞，突然產生呼吸困難；若癌栓進入下腔靜脈，則可引起布－查綜合徵。

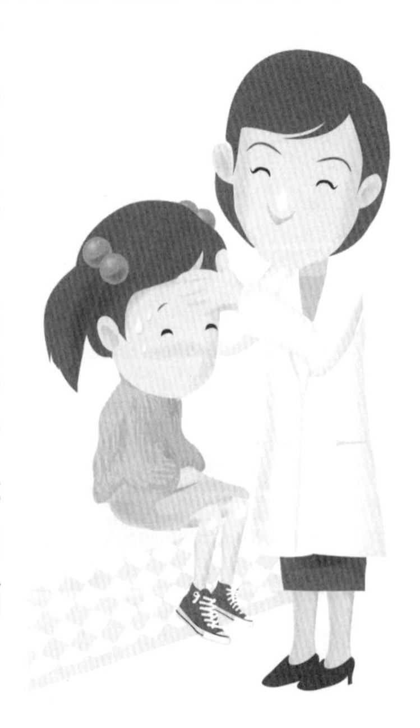

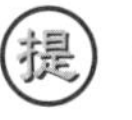

專家提示

患了肝病，其表現通常不是很明顯，最突出的症狀為疲倦乏力和不思飲食。常見的症狀有脹痛、噁心、厭油膩、食後脹滿，或有黃疸、口乾，大便或乾或溏，小便黃，或有低熱、頭昏耳鳴、面色萎黃無光澤等。

你知道嗎？

視疲勞也是肝臟病變的一種表現

如果肝臟出現病變，可表現在眼睛上。如肝陰不足可致雙眼乾澀；肝血虧損，可致眼睛視物不清或罹患夜盲；肝經風熱時可見目赤癢痛；肝火上炎，則目赤疼痛；肝陽上亢，可出現目眩頭暈；肝風內動，可見兩目斜視等。

現代醫學亦認為，急慢性肝炎、肝硬化、肝癌等多種肝病均可引起眼科併發症。臨床上肝病患者也會出現鞏膜黃染、視物模糊、眼睛乾澀、眼疲勞、眼花、複視等症狀。嚴重者還可出現角膜感覺減退、視網膜出血、中心視網膜脈絡膜炎等徵象。

A型肝炎的種類及診斷

A型肝炎又稱A型病毒性肝炎，是由A型肝炎病毒（HAV）引起的急性傳染病。中國是A型肝炎流行最嚴重的國家之一。A型肝炎也是各種病毒性肝炎中發病率最高的一種，感染物件多為青少年及兒童。

下面介紹一下A型肝炎的種類及發病階段。

A型肝炎種類

A型肝炎可分為急性黃疸型、急性無黃疸型、淤膽型、亞臨床型、重型等五類。

◎急性黃疸型 患者在此期間常無自覺症狀，但在潛伏期後期、大約感染25天以後，糞便中會有大量的HAV排出。潛伏期患者的傳染性最強。大多數患者有發熱畏寒症狀，體溫在38～39℃。平均熱程3日，少數達5日，患者會出現全身乏力、食慾不振、厭油、噁心、嘔吐、上腹部飽脹感或輕度腹瀉等症狀。自覺症狀好轉、熱退後黃疸出現，可見鞏膜、皮膚有不同程度的黃染，肝區痛，肝臟腫大，有壓痛和叩痛，部分患者還有脾腫大等症狀。

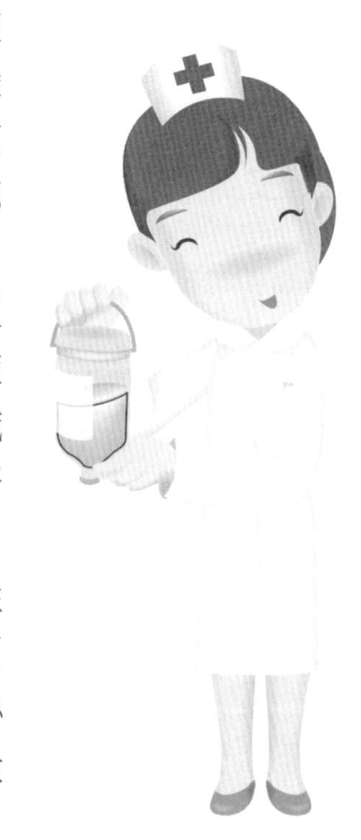

◎急性無黃疸型 比起黃疸型來說較為少見。起病緩慢，臨床症狀較輕，僅表現為乏力、食慾減退、肝區痛和腹脹等。體徵多有肝腫大、輕壓痛和叩痛。

◎淤膽型 舊稱為毛細膽管性肝炎，病因主要是急性A型肝炎引起肝細胞裂解，從而導致膽汁分泌能力下降。臨床特點是胃腸道症狀較輕，發熱時間較長，肝內梗阻性黃疸持續較久，可有腹脹、皮膚搔癢，大便顏色變淺，尿色深且呈濃茶色，肝腫大，有壓痛等症狀。

◎亞臨床型　部分患者無明顯臨床症狀，但肝功能會出現輕度的異常。

◎重型肝炎　此類患者較為少見。感染HAV者的年齡越大，發病比例越高。起病較急，有明顯的消化道和全身中毒症狀，如發熱、食慾不振、噁心、頻繁嘔吐、極度乏力等；有出血傾向，黃疸深，高度腹脹，不同程度的肝性腦病表現，直至出現深度昏迷和抽搐。

A型肝炎的發展階段

A型肝炎可分為四個階段：

◎潛伏期；

◎前驅症狀期；

◎黃疸期；

◎恢復期。

患者往往因年齡不同而疾病輕重程度也會有所不同。在幼兒中，A型肝炎常表現出無症狀或無典型特徵的症狀，經常無黃疸期；而在青少年和成人中，經常表現出有黃疸期症狀的感染。

A型肝炎的主要傳播途徑是糞便和口腔，在患者的潛伏期或急性期，由糞便污染水源，進而污染食物、生活用具等物品，再經口腔進入胃腸道而傳播。

A型肝炎的診斷

怎樣才能判斷是不是得了A型肝炎呢？

A型肝炎的診斷依據有：

◎檢出患者糞便中含有A型肝炎病毒（HAV）顆粒。

◎檢查患者在發病早期血清抗A型肝炎IgM抗體是否為陽性。

◎谷丙轉氨酶、總膽紅素明顯升高。

因為A型肝炎的臨床表現較為複雜多樣，甚至有的無症狀，給診斷帶來一定的困難。在診斷時，不但要參考患者的接觸史、所在地區A型肝炎流行史以及患者的症狀和體徵，還要做肝功能檢查和血清學測定。

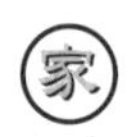
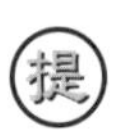
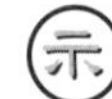

A型肝炎一年四季均可發病，但在秋冬及早春季節發病率較高，這可能與秋冬季節大量上市的水產品有關。

全面認識B型肝炎

B型肝炎全稱為B型病毒性肝炎，俗稱「B型肝炎」，是由B型肝炎病毒（HBV）引起的傳染性極強的疾病。下面全方位地介紹一下B型肝炎。

B型肝炎的危害

B型肝炎流行性非常廣，嚴重威脅人們的健康。

◎傳染性極強　B型肝炎病毒的生命力極其頑強，甚至在酸性或鹼性等極為惡劣的環境下也能生存。多數化學消毒劑的低濃度常達不到對B型肝炎病毒的消毒作用。加溫98℃2分鐘，微波（頻率2450MHz，輸出功率為500W）75℃1～3分鐘，才能使其滅活。它可隨著患者排出體外的各種體液傳染給其他健康人。正常人觸及從患者尿液、唾液、乳汁等分泌物中分離出來的肝炎病毒，以及血液或潰瘍面等，就可被感染。

◎難以治癒　儘管市場上治療肝炎的藥物品種繁多，但真正能治癒B型肝炎的特效藥卻少之又少。肝病的治療必須在醫生的指導下正確用藥，規範治療。

◎具有惡變性　研究資料表明，B型肝炎表面抗原陽性、HBV DNA陽性者，不論是B型肝炎病毒帶原者、慢性肝炎患者或肝硬化患者，均有發展為原發性肝癌的可能。

◎具有一定的家族聚集性　研究表明，有B型肝炎病史的家庭感染率比普通家庭要高得多。母體可以由胎盤或產道垂直傳染給胎兒。

◎具有一定的突發性　肝炎病毒侵入人體後，具有一定的潛伏期。當外界條件成熟或機體免疫功能失調時，可突然爆發，出現肝功能異常。

B型肝炎的傳播途徑

B型肝炎的傳染性非常強，那麼，它是由哪些途徑傳播的呢？

◎母嬰垂直傳播　這種傳播是B型肝炎主要的傳播途徑之一。凡是患有急性B型肝炎和攜帶HBsAg的母親皆有可能將其B型肝炎傳染給新生嬰兒。傳播主要是在兩種情況下進行的，一是在分娩過程中，另一種是在懷孕期間的子宮內傳播。

◎血液傳播　在接觸或輸入含有B型肝炎病毒的血液和血製品時，是最容易傳播B型肝炎的。另外，不潔淨的注射、手術和醫務人員的意外刺傷，都有可能感染B型肝炎病毒。

◎醫源性傳播　主要是由於使用未經嚴格消毒的非一次性注射器、內鏡等，觸及人體敏感部位引起的。

◎性傳播　在家庭中，HBsAg陽性者的配偶與其他家庭成員比較，更容易感染B型肝炎。HBsAg陽性的男性精液也有傳染性。

◎皮膚黏膜傳播　皮膚劃痕、針頭紋身及共用剃刀、牙刷，到不潔淨的口腔醫院就醫等，均易經破損的皮膚黏膜傳播B型肝炎病毒。

B型肝炎的症狀

一旦得了B型肝炎，患者就會常感到肝區不適、隱隱作痛、全身倦怠、乏力、食慾減退、噁心、厭油、腹瀉等；患者有時還會有低熱現象，病情嚴重的還會出現黃疸，若治療不及時，少數患者則會發展為重症肝炎，肝功能損害急劇加重，直到衰竭，同時還伴有腎功能衰竭等多臟器功能損害，患者的黃疸還會持續加重，出現少尿、無尿、腹水、意識模糊、譫妄、昏迷等症狀。

慢性B型肝炎患者患病時間較長，部分患者會從B型肝炎轉變為肝硬化，甚至轉變為肝癌。

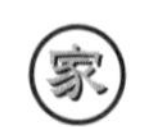
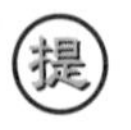
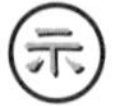

B型肝炎病毒的傳播途徑是血液、母嬰和性，而握手、同桌就餐、共用辦公用品、交換錢

幣等屬於無血液暴露的接觸，一般不會傳染B型肝炎病毒。

你知道嗎？

B型肝炎父嬰傳播知識

患有B型肝炎的男性，其精子中可檢出B型肝炎病毒DNA，隨著精子進入卵細胞，儘管母親無肝炎，但這種受精卵在形成胚胎過程中，B型肝炎病毒也在不斷增殖，使這種子代成為B型肝炎患者或病毒帶原者，因而，這種B型肝炎病毒的傳播方式稱為父嬰傳播。這種傳播方式的概率相對較小。由於直接的父嬰傳播發生在生殖細胞階段，因此阻斷B型肝炎父嬰傳播最有效的辦法就是孕前干預。

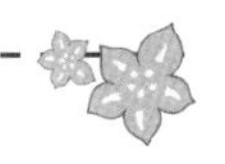

B型肝炎的診斷

B型肝炎的診斷依據有以下幾點。

病　史

不久前有接觸史，如輸血，注射過血漿、白蛋白、人血或胎盤球蛋白等，或有過不潔的性接觸；使用過消毒不嚴格的注射器，接受過針灸、紋身、拔牙和手術等。

症狀表現

出現B型肝炎的臨床症狀，如乏力、食慾減退、噁心、厭油、腹瀉及腹脹，部分病例有黃疸、發熱。

檢 查

實驗室檢查結果異常，肝功能異常，B型肝炎病毒標誌物陽性，B型肝炎病毒去氧核糖核酸（HBV DNA）為陽性。

如果診斷確定自己得了B型肝炎，應做如下處理：急性B型肝炎早期應臥床休息；慢性B型肝炎應適當休息，病情好轉後注意動靜結合，恢復期逐漸增加活動量，但要避免過勞。

你知道嗎？

B型肝炎患者可以結婚嗎？

B型肝炎患者可以結婚生育。但是在結婚之前應告訴對方，好讓對方在婚前做好預防準備，避免感染上B型肝炎病毒。因為B型肝炎病毒雖然主要由血液傳播，但也可由性交等親密接觸傳播，所以結婚前，健康一方應先注射B型肝炎疫苗，待自身產生抗體後，方可結婚。

女性B型肝炎病毒帶原者生育時有可能將病毒傳給其子女，而且感染率很高，可達30%～90%，尤其是「大三陽」女性，如不加預防，其子女感染率可在90%以上，所以在懷孕生育前應儘量降低母親體內的病毒的數量，降低她們的傳染性，減少對嬰兒的威脅。對B型肝炎病毒帶原者採取一定的措施，並給新生兒注射疫苗等，可達到阻斷母嬰傳播的目的。

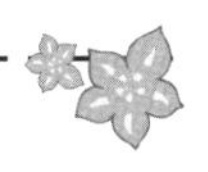

瞭解C型肝炎

C型肝炎是由C型肝炎病毒（HCV）感染肝臟引起的一種疾病，於1989年由美國疾病專家發現。

C型肝炎病毒在肝細胞中複製得非常快，當到一定程度後，肝細胞就會受到損傷，部分還會死亡，並且誘發炎症反應。據相關研究發現，C型肝炎發病率在國內外愈來愈高，因此在醫學界日益受到重視。

C型肝炎是一種隱匿性強、不容易被發現的肝臟疾病。其病症的潛伏期一般是20天至幾個月，剛開始時，沒有什麼特別明顯的症狀，一般只是感覺疲乏。很多患者到發現症狀體徵明顯時，往往病情已經很嚴重。

C型肝炎的主要傳染源為C型肝炎患者和C型肝炎病毒帶原者。人群普遍易感C型肝炎病毒，以成人感染為主。C型肝炎的傳播途徑有以下幾種。

◎血液傳播　輸血和血製品的人群，均有可能由輸入病毒污染過的血和血製品而感染C型肝炎。共用不潔注射器也極可能感染C型肝炎病毒。諸如修面、剃鬚等有關美容的過程中，可能因意外劃傷而直接觸及血液，從而感染C型肝炎病毒。

◎母嬰傳播　研究表明，婦女在妊娠期存在經胎盤的C型肝炎病毒垂直傳播。與B型肝炎病毒相比，C型肝炎病毒感染率較低。C型肝炎病毒母嬰傳播主要是在出生和哺乳期。

◎性接觸傳播　性接觸也是C型肝炎病毒的主要傳播途徑之一。目前諸多學者認為C型肝炎病毒較多存在於男性同性戀、靜脈內藥癮者間的性傳播，夫妻間的性傳播發生率並不是很高。

◎日常生活中密切接觸傳播　家庭生活中共用梳子、指甲剪、剃鬚刀、牙刷等接觸，也可能是C型肝炎病毒的傳播途徑之一。

C型肝炎的症狀不明顯，有的患者可能出現轉氨酶升高，有的則根本沒有症狀，因此不易被發現。部分患者在不知不覺間病情加重，並逐漸發展為慢性肝炎、肝硬化或者肝癌，嚴重危害自己的健康。

專家提示

血友病患者、靜脈吸毒者、同性戀者及性濫者中C型肝炎發病率比較高。此外，具有高感染風險的人群還包括醫療保健工作者，需要血液透析的患者，骨髓、腎等器官移植的患者。

全面認識D型肝炎

在導致肝炎的幾種病毒中，D型肝炎病毒（HDV）是最為特殊的病毒。它是一種缺陷病毒，需在B型肝炎病毒（HBV）感染的基礎上才能複製。這是因為D型肝炎病毒沒有外膜，必須借助B型肝炎病毒的外膜——表面抗原才能致病，可見，D型肝炎與B型肝炎有著密切的關係。

D型肝炎的傳播方式

D型肝炎病毒（HDV）與B型肝炎病毒的傳播方式相似，其傳播方式主要是輸血或使用血製品，也可由密切接觸與母嬰間垂直感染等方式傳播。

D型肝炎的危害

D型肝炎病毒（HDV）感染可導致B型肝炎病毒（HBV）感染者的症狀加重與病情惡化，因此在爆發型肝炎的發生中起著重要的作用。例如B型肝炎病毒帶原者、慢性B型肝炎患者重疊D型肝炎病毒（HDV）感染後，常可表現為急性發作、病情加重，並且病死率高等特點。

D型肝炎的症狀

D型肝炎的潛伏期為4～20週，人感染D型肝炎病毒（HDV）後，可表現為兩種臨床類型，即B型肝炎病毒（HBV）、D型肝炎病毒（HDV）聯合感染和重疊感染。

聯合感染是指同時感染B型肝炎病毒（HBV）和D型肝炎病毒（HDV）兩種肝炎病毒，臨床表現類似B型肝炎病毒（HBV）感染所致的急性肝炎，血清轉氨酶有兩次升高，分別代表B型肝炎病毒（HBV）感染和D型肝炎病毒（HDV）感染，該型患者很少轉為慢性，但約10%的聯合感染者表現為重型或爆發性肝炎。重疊感染指B型肝炎病毒（HBV）帶原者或慢性B型肝炎患者在原有HBV感染的基礎上，再感染了D型肝炎病毒（HDV），致使慢性肝炎病情加重。

急性D型肝炎中重疊感染較多見，一般可占80%。原來是B型肝炎病毒（HBV）無症狀的帶原者，若再感染D型肝炎病毒（HDV），臨床上可表現為典型的急性肝炎，約有20%發展為重症和爆發肝炎，80%～90%的重疊感染者發展為慢性肝炎。

部分D型肝炎感染者無任何臨床表現，僅是D型肝炎病毒（HDV）、B型肝炎病毒（HBV）帶原狀態，他們可成為D型肝炎病毒（HDV）感染最重要的傳染源。

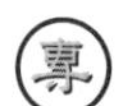
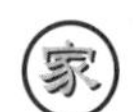
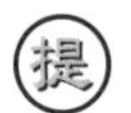
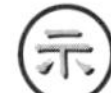

專家提示

為了預防D型肝炎，應避免皮膚黏膜受損；做好血製品的管理，嚴格篩查供血者，不要濫用血製品；推行安全注射；對牙科器械、內鏡等醫療器具應嚴格消毒。

瞭解E型肝炎

儘管E型肝炎排在五類病毒型肝炎中的最後一位，但其危害性卻一點也不小，甚至在某些方面要超過前幾種病毒性肝炎。

E型肝炎的分類

根據臨床表現，E型肝炎一般可分為急性黃疸型、急性無黃疸型、急性重型和淤膽型四種。

E型肝炎的症狀

E型肝炎除了乏力、食慾減退、噁心、嘔吐外，急性黃疸型患者還有尿黃、眼睛黃、皮膚黃、血中膽紅素升高的症狀。重型肝炎的表現更重，甚至可以發生肝昏迷、彌漫性血管內凝血等危及生命的併發症。

E型肝炎的特徵

此類肝病經過呈自限性，沒有慢性化和病毒帶原者，預後良好；其傳染源、傳播途徑同A型肝炎；E型肝炎潛伏期平均為40天；易感人群70%以上為青壯年；男性發病率高於女性，幼年感染後多不發病，而孕婦E型肝炎感染後易重症化，尤其在妊娠晚期，病死率為10%～20%，最高可達39%。E型肝炎的流行常有明顯的季節性，多在秋冬二季，與洪水和雨季有關，可呈地方性流行；而散發性則無明顯的季節高峰。E型肝炎起病類似A型肝炎，與A、B型肝炎相比，其黃疸前期症狀重、時間長。黃疸前期呈現感冒樣綜合徵、關節痛，以全身疲乏無力和消化道症狀為主。黃疸出現後4～5天消失。

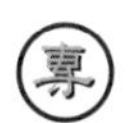

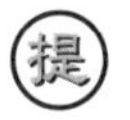
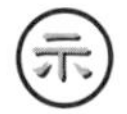

由於E型肝炎是由消化道傳播，因此平時應充分重視飲食衛生，餐具一定要消毒，提倡分餐制。不要喝生水和吃不乾淨的生冷食品。如果直接接觸了傳染性物品，最直接有效的辦法是用肥皂和流水充分洗手。

你知道嗎？

E型肝炎病毒與A型肝炎病毒的區別

E型肝炎和A型肝炎有許多相似之處，如：均經消化道傳播，一般不導致慢性肝炎；但E型肝炎也有不同於A型肝炎的地方，如以下幾點：

平均病情重於A型肝炎，黃疸發生率高，病情恢復比A型肝炎慢；

易發生膽汁淤阻，黃疸消退較慢；

孕婦特別是中晚期妊娠婦女合併E型肝炎往往有嚴重後果，如產後出血或死胎。

第二大肝病——脂肪肝

脂肪肝是僅次於病毒性肝炎的第二大肝病，是由各種原因引起的肝細胞內脂肪堆積過多而導致的肝臟病變，它正嚴重地威脅著人們的健康。研究表明，脂肪肝為隱匿性肝硬化的常見原因。脂肪肝是一種常見的臨床現象，而非獨立的疾病。

一般來講，脂肪肝屬可逆性疾病，早期診斷並及時治療可恢復正常。正常人的肝內總脂肪量約占肝重的5%，內含磷脂、甘油三酯、脂酸、膽固醇及膽固醇脂。脂肪量超過5%為輕度脂肪肝，超過10%為中度脂肪肝，超過25%為重度脂肪肝。當肝內總脂肪量超過30%時，用B超才能檢查出來，被B超檢查確診為「脂肪肝」。

而脂肪肝患者，總脂量可達40%～50%，有些達60%以上，主要是甘油三酯及脂酸，而磷脂、膽固醇及膽固醇脂只少量增加。

脂肪肝的臨床表現

脂肪肝的臨床表現多樣，輕度脂肪肝多無臨床症狀，易被忽視。研究表明，約25%以上的脂肪肝患者臨床上無症狀。有的僅有疲乏感，而多數脂肪肝患者較胖，故更難發現輕微的自覺症狀。因此，目前脂肪肝患者多於體檢時偶然發現。中重度脂肪肝有類似慢性肝炎的表現，可有食慾不振、疲倦乏力、噁心、嘔吐、體重減輕、肝區或右上腹隱痛等。肝臟輕度腫大可有觸痛，質地稍韌、邊緣鈍、表面光滑，少數患者可有脾腫大和肝掌。當肝內脂肪沉積過多時，肝臟腫大，可使肝被膜膨脹、肝韌帶牽拉，而引起右上腹疼痛或壓痛、發熱、白細胞增多，易誤診為急腹症而做剖腹手術。脂肪囊泡破裂時，脂肪顆粒進入血液也可引起腦、肺血管脂肪栓塞而突然死亡。若肝細胞脂肪堆積壓迫肝竇或小膽管時，門靜脈血流及膽汁排泄受阻，出現門靜脈高壓及膽汁淤積。因急性化學物品中毒、藥物中毒引起的脂肪肝或急性妊娠脂肪肝，其臨床表現多呈急性或亞急性肝壞死的表現，易與重症肝炎相混淆。此外，脂肪肝患者也常有舌炎、口角炎、皮膚淤斑、四肢麻木、四肢感覺異常等末梢神經炎的改變。少數患者也可有消化道出血、牙齦出血、鼻出血等。

重度脂肪肝患者可有腹水和下肢水腫、電解質紊亂（如低鈉、低鉀血症）等症狀。脂肪肝表現多樣，遇有診斷困難時，可做肝活檢確診。

脂肪肝的種類

◎肥胖性脂肪肝　肝內脂肪堆積的程度與體重成正比，重度肥胖者肝臟脂肪變性率高；體重得到控制後，其脂肪浸潤亦減少或消失。

◎酒精性脂肪肝　研究表明，長期嗜酒者肝臟也有脂肪浸潤的現象。有人觀察，每天飲酒80～160克，則酒精性脂肪肝的發生率增長5～25倍，飲酒後乙醇取代脂肪酸，使脂肪酸積存，酮體在體內堆積，體內乳酸、丙酮酸比值增高，乳酸過多則抑制尿酸由腎排出，引起高尿酸血症；使肝糖原異生減少，導致低血糖，有的患者發生猝死。此類脂肪肝的危害性較大，但輕度酒精性脂肪肝只要戒菸酒4～6週後，其轉氨酶水準就能恢復到正常水準。

◎營養不良性脂肪肝　營養不良、缺乏蛋白質是引起脂肪肝的重要原因，多見於攝食不足或消化功能障礙，不能合成載脂蛋白，以致甘油三酯積存肝內，形成脂肪肝。如重症營養缺乏患者表現為蛋白質缺乏性水腫，體重減輕，皮膚色素減退和脂肪肝，在給予高蛋白質飲食後，肝內脂肪很快減少；或輸入氨基酸後，隨著蛋白質合成恢復正常，脂肪肝迅速消除。

◎糖尿病脂肪肝　糖尿病患者約50%可發生脂肪肝，其中以成年患者為多。因為成年糖尿病患者有50%～80%是肥胖者，其血漿胰島素水準和血漿脂肪酸增高。脂肪肝的轉變既與肥胖程度有關，又與進食脂肪或糖過多有關。

◎妊娠脂肪肝　此類脂肪肝多在第一胎妊娠34～40週

時發病，病情嚴重，預後不佳，母嬰病死率分別達80%與70%。臨床表現為嚴重嘔吐、黃疸、上腹痛等，很難與爆發性病毒性肝炎區別。

◎藥物性脂肪肝　某些藥物或化學毒物由抑制蛋白質的合成而導致脂肪肝，化學藥物，西藥如四環素、腎上腺皮質激素、吐根鹼等，此類脂肪肝應立即停用該藥，必要時輔以支持治療，直至脂肪肝恢復為止。

◎因其他疾病引發的脂肪肝　結核、細菌性肺炎及敗血症等感染時也可發生脂肪肝，病毒性肝炎患者若過分限制活動，加上攝入高糖、高熱量飲食，肝細胞脂肪易堆積；接受皮質激素治療後，脂肪肝更容易發生。控制感染後或去除病因後，脂肪肝迅速改善。

另外，還有所謂胃腸外高營養性脂肪肝、中毒性脂肪肝、遺傳性疾病引起的脂肪肝等。

脂肪肝的早期發現

脂肪肝是一種常見的彌漫性肝病，如能及時診治，可使其逆轉；反之，部分患者可發展為脂肪性肝炎，甚至肝硬化。因此，早期診治對阻止脂肪肝進展和改善預後十分重要。關於脂肪肝的診斷，過去必須根據肝穿刺病理檢查進行確診，近年來隨著影像技術的發展，特別是CT、MRI及超聲顯像在臨床上的廣泛應用，不再經肝穿刺活檢即能得到比較準確的臨床診斷。現主要採用B超和CT診斷脂肪肝。現已證實，由影像學檢查不僅可篩選脂肪肝，並能確定診斷。鑒於B超診斷脂肪肝具有經濟、迅速、無創傷等優點，因此，定期給脂肪肝高危人群做肝臟B超檢查，是早期發現脂肪肝的最佳方法。

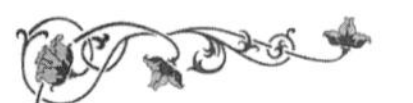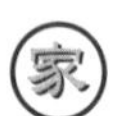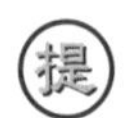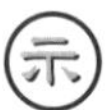

脂肪肝的高危人群要有自我保健意識，應定期（每年1～2次）做肝臟B超等影像學檢查，以便早期發現脂肪肝。

危害巨大的酒精肝

所謂酒精肝，即酒精性肝病，是因長期、大量飲酒而導致的肝臟疾病。酒精的主要成分為乙醇，當其進入肝細胞後，經過肝細胞中的酶氧化為乙醛。而乙醛對肝細胞有明顯的毒性作用，使其代謝發生障礙，從而使肝細胞變性壞死及纖維化，嚴重時可致肝硬化。

酒精肝的危害

肝臟是人體的化工廠，人體所需的各種營養物質的轉化、合成都由肝臟完成，各種各樣的毒素也要經過肝臟來排解。少量喝酒，酒精經過肝臟解毒代謝後，變成無毒的物質排出體外；若長期大量飲酒，酒精的代謝產物乙醛對肝細胞的毒性作用就非常大。酒精影響蛋白質和維生素的合成吸收，造成營養不良；而營養不良又成為肝細胞進一步損害的繼發性因素，二者相互影響，最終導致肝細胞的脂肪浸潤、炎症、壞死，從而發生肝硬化。

酒精肝的症狀

酒精肝早期一般無特異性症狀和體徵。只有隨著病情的不斷發展，繼而出現一些消化系統和肝病的症狀。如果沒有採取有效的措施，病情將繼續惡化、加重，逐漸出現酒精性肝炎、肝纖維化以及肝硬化。

酒精肝的症狀表現：輕症會出現腹脹、乏力、肝區不適、厭食，還有黃疸、肝腫大和壓痛、面色灰暗、腹水、浮腫、蜘蛛痣、發熱及白細胞增多（主要是中性粒細胞增多），類似細菌性感染，少數有脾臟腫大等症狀；中重度除上述症狀外，還有持續低熱、腹瀉、四肢麻木、手顫、性功能減退，男性有勃起功能障礙等，肝功能檢查有AST和ALT中度升高、AST/ALT比值接近3等指標。

酒精肝的併發症

如果不採取正確的措施防治酒精肝，任其發展，肝纖維化、肝硬化的出現是必然的，而且還可能發生多種併發症，這些併發症主要有以下幾種。

◎上消化道出血　酒精肝硬化引起的門脈高壓症，多發生上消化道出血，還可能由於急性胃黏膜糜爛、潰瘍病或食管靜脈曲張破裂出血（EVB），如果不能進行及時、有效的處理，會出現休克等情況危及生命，死亡的概率較高。

◎腹水與感染　酒精肝因電解質、滲透壓、營養等因素導致出現大量腹水（類似於肝硬化和肝癌患者的腹水），因此導致惡性循環，容易出現電解質紊亂，甚至危及生命。同時，由於酒精肝病程中營養和各種併發症因素，致使免疫力低下，極易發生感染，特別是肺部感染和細菌性自發性腹膜炎。肺炎的發生率高於普通人群3～4

倍，且為重要的致死原因之一，故對其防治應給予重視。

◎肝性腦病（肝昏迷）　酒精肝患者多因消化道出血、電解質與酸鹼紊亂、繼發感染等因素以及疾病本身錯綜複雜的機制共同導致肝昏迷。在發生肝昏迷時，如果搶救不當或不及時，死亡率極高，故對於酒精肝患者，應該從預防上入手，避免誘發因素，同時積極治療酒精肝。

◎電解質紊亂、酸鹼平衡失調　乙醇代謝產生高乳酸血症、酮症，導致甘油三酯（AG）升高，引起代謝性酸中毒；乙醇過度麻醉抑制呼吸，可導致呼吸性酸中毒；戒酒綜合徵過度呼吸可致呼吸性鹼中毒。同時由於攝入少、排泄多，胃腸道與腎小管吸收不良，以及乙醇所致酸鹼紊亂，出現電解質紊亂，發生低鉀、低鎂、低鈣、低磷血症等，是導致死亡的重要原因。

專家提示

肝病患者夏季別喝啤酒，啤酒中的乙醇會對肝臟造成直接或間接的損傷，即使正常人長期飲用啤酒，也會造成營養失衡，引發疾病。

肝硬化的表現及檢查

肝硬化是一種常見的慢性肝病，是由一種或多種病因長期損害肝臟引起，使肝臟呈進行性、彌漫性、纖維性病變。一般來講，肝硬化發病較緩慢，可隱匿3～5年，甚至數十年之久。肝硬化對人體健康的危害巨大，下面分別介紹一下肝硬化的表現及其診斷。

肝硬化的表現

由於肝硬化起病與病程發展均較緩慢，其臨床表現可分為肝功能代償期與肝功能失償期，但兩期分界並不明顯或有部分重疊現象。

◎肝功能代償期　這一時期肝硬化的症狀較輕，常缺乏特異性，以疲倦乏力、食慾減退及消化不良為主，伴有噁心、厭油、腹部脹氣、上腹不適、隱痛及腹瀉等症狀。

◎肝功能失償期　這一時期症狀顯著。

全身症狀

通常有營養狀況較差、消瘦乏力、精神不振等表現。重症者因衰弱而臥床不起，皮膚乾枯、粗糙，面色灰暗、黝黑。常有貧血、舌炎、口角炎、夜盲、多發性神經炎及浮腫等表現。

◎消化道症狀　食慾明顯減退，進食後即感上腹不適和飽脹、噁心，甚至嘔吐。對脂肪和蛋白質耐受性差，進食油膩食物，易引起腹瀉。患者因腹水和胃腸積氣而感腹脹難忍，晚期可出現中毒性鼓腸。上述症狀的產生與胃腸道淤血、水腫、炎症、消化吸收障礙和腸道菌群失調有關。半數以上患者有輕度黃疸，少數有中度或重度黃疸。

◎出血傾向及貧血　常有鼻出血、齒齦出血、皮膚淤斑和胃腸黏膜糜爛出血等。出血傾向主要與肝臟合成凝血因數的功能減退、脾功能亢進所致血小板減少及毛細血管脆性增加有關。患者尚有不同程度的貧血，多因營養缺乏、腸道吸收功能低下、脾功能亢進和胃腸道失血等因素引起。

◎內分泌失調　內分泌紊亂有雌激素、醛固酮及抗利尿激素增多，主因是肝功能減退後對其滅活作用減弱，從而使其在體內蓄積、尿中排泄增多；雌激素增多時，由回饋機制抑制垂體前葉功能，從而影響垂體——性腺軸及垂體——腎上腺皮質軸的功能，致使雄性激素減少，腎上腺皮質激素有時也減少。

由於雌性激素和雄性激素之間的平衡失調，男性患者常表現為性慾減退、睾丸萎縮、毛髮脫落及乳房發育等。女性患者表現為月經不調、閉經、不孕等症狀。此外，有些患者可在面部、頸、上胸、背部、兩肩及上肢等腔靜脈引流區域出現蜘蛛痣和（或）毛細血管擴張。

在手掌大、小魚際肌和指端部發紅，稱肝掌。一般認為蜘蛛痣及肝掌的出現與雌激素增多有關，還有一些未被肝臟滅活的血管舒張活性物質也起一定的作用。當肝功能損害嚴重時，蜘蛛痣的數目可增多增大；肝功能好轉，則可減少、縮小或消失。

◎脾腫大　常為中度脾腫大，部分可達臍下，主要由脾臟淤血、毒素及炎症因素引起，與網狀內皮細胞增生也有關係。脾臟多為中等硬度，表面光滑，邊緣鈍圓，大脾可觸及脾切跡。如發生脾周炎，可引起左上腹疼痛或腹痛。上消化道大出血時，脾臟可暫時縮小，甚至不能觸及，這對鑒別確定食管靜脈曲張破裂出血有很大的價值。脾腫大常伴有白細胞、血小板和（或）紅細胞減少，稱為脾功能亢進。

◎腹水　是肝硬化失代償最突出的表現，腹水形成的直接原因是水鈉瀦留。部分患者可出現胸水，以右側較為常見，多為腹水通過橫膈淋巴管進入胸腔所致，稱為肝性胸水。中等以上腹水出現移動性濁音，少量腹水時移動性濁音不明顯，可借助超聲波檢出。

肝硬化的檢查

肝硬化時常要檢查肝功能。肝功能檢查對肝硬化的診斷和治療都有重要意義。常做的肝功能檢查項目如下所述。

◎血清酶學檢查　重要的有谷丙轉氨酶、谷草轉氨酶、鹼性磷酸酶、γ-谷氨酸轉肽酶。

◎血清膽紅素代謝　試驗血清膽紅素並不反映是否存在肝硬變，但可提示黃疸的性質。肝細胞性黃疸時，血中直接膽紅素和間接膽紅素均增高，以間接膽紅素增高為主。

◎血清蛋白測定　有血清總蛋白、白蛋白、球蛋白、白蛋白/球蛋白比值。蛋白代謝是肝臟代謝能力的重要表現，是肝臟損害後的反映。肝硬化時往往白蛋白合成減少，血中白蛋白/球蛋白比值降低甚至倒置，比值越低，說明肝臟代償能力越差。

◎蛋白電泳　蛋白電泳出現γ-球蛋白比例增加，提示慢性肝病。肝炎後肝硬化失代償時，γ-球蛋白增高最為顯著。

◎凝血酶原時間測定　當肝實質細胞受損時，肝臟合成的多種凝血因子可減少。當肝功能嚴重受損時，凝血酶原時間測定是一項較為敏感的指標，肝硬化晚期凝血酶原時間延長。

◎免疫球蛋白測定 肝炎肝硬化以IgG及IgA增高多見，多以IgG增高為主。原發性膽汁性肝硬化時IgM增高，酒精性肝硬化時常見IgA增高。

◎血清總膽固醇及膽固醇酯測定 肝硬化時兩者均降低。

◎肝纖維化指標 有脯氨酸羥化酶、透明質酸、四型前膠原肽、層黏蛋白等，肝硬化時都有不同程度的增高。

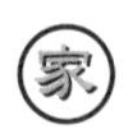
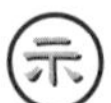
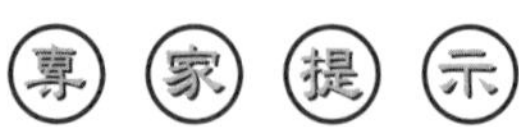

專家提示

要治療肝硬化，應先瞭解引起肝硬化的病因。肝硬化的病因很多，常見的有以下幾種：病毒性肝炎、慢性酒精中毒、營養缺乏、中毒等。

掠奪生命的「殺手」——肝癌

肝癌是我國常見的惡性腫瘤之一，病死率極高，是掠奪生命的殺手。肝癌惡性程度高，發展迅速，若治療不及時或治療方案選擇不當，平均生存時間不超過半年。下面全面介紹一些肝癌知識。

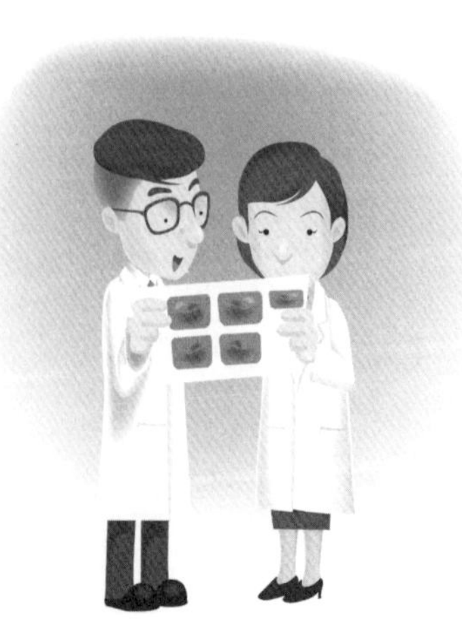

肝癌的種類

◎原發性肝癌 是發生在肝細胞或肝內膽管上皮細胞的惡性腫

瘤。肝硬化容易轉化為原發性肝癌。

◎繼發性肝癌　身體其他臟器轉移至肝臟的癌腫，從而形成繼發性肝癌。多數是由胃癌、大腸癌所致；少數是由胰腺癌和膽道癌轉移到肝臟發展而來。

肝癌患者的症狀

肝癌早期常無明顯症狀，其潛伏期可長達10年以上，早期肝癌患者不易發覺自己的病情。肝癌一旦出現症狀，其病程大多已進入中晚期。

◎肝區疼痛　是最典型的症狀，具體表現為肝區鈍痛或脹痛。由於癌腫迅速生長，促使肝包膜繃緊，腫瘤侵犯膈肌而引起疼痛。向右後方生長的腫瘤可以使右腰疼痛。

◎消化道症狀　可使食慾減退，消化不良，噁心嘔吐和腹瀉等，因缺乏特異性而易被忽視。

◎乏力、消瘦　肝癌患者會出現全身衰弱症狀，少數晚期患者會呈現出惡病症狀。

◎發熱　發熱與癌腫壞死產物吸收有關，一般出現低熱，偶爾會高達39℃以上，呈持續發熱狀態，有時候午後會呈現出低熱或弛張型高熱。癌腫壓迫或侵犯膽管，可併發膽道感染。

◎轉移灶症狀　腫瘤轉移之處一般會出現相應症狀，有時成為肝癌的初現症狀。如轉移到肺，可引起咳嗽、咯血；轉移到胸膜，可引起胸痛和血性胸水；轉移到骨，可引起局部疼痛或病理性骨折；轉移到脊柱或壓迫脊髓神經，可引起局部疼痛和截癱等；轉移到顱內，可出現如顱內高壓相應的定位症狀和體徵，可導致腦疝而突然死亡。

肝癌本身或與之並存的肝硬化可引起其他併發症，常見於病程晚期，是導致患者死亡的原因。併發症包括：肝性腦病、消化道出血、肝癌結節破裂出血、血性胸腹水和繼發感染等。

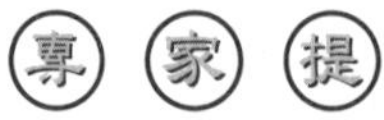
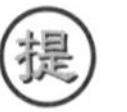
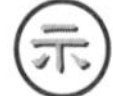

專家提示

如果患者突然出現原因不明的肝區不適、消瘦等現象，應及時做詳細檢查，排查肝癌。

你知道嗎？

引起肝癌的9大因素

肝癌的死亡率非常高，但在日常生活中如果注意生活方式，避免一些危險因素，肝癌的發病率就可能減少三分之一。據研究人員的估計，肝癌主要由9大危險因素引起，如果減少這些危險因素，就可以極大地降低癌症發病率。

這9大影響因素是：吸菸、酗酒、肥胖、劣質飲食、不安全的性生活、城市空氣污染、室內燃煤煙霧、肝炎和缺少鍛鍊。

由膚色識別肝臟病變

皮膚是人體健康的一面鏡子，當人體內部的臟器出現病變時，就會反映到皮膚上。我們由觀察皮膚就能發現疾病的蛛絲馬跡。當肝臟出現問題時，膚色會發生哪些變化呢？我們又是怎樣由膚色來識別肝病的呢？

◎肝色發黑：肝癌　肝癌是我國常見的惡性腫瘤之一，是我國位居第二的癌症「殺手」，常見於中年男性。因其惡性程度高、病情發展快，患者早期一般沒有什麼不適，一旦發現症狀，往往已屬中晚期，故治療難度大、療效差，一般發病後生存時間僅為6個月，人稱「癌中之王」。

◎紅色預警：肝硬化　肝硬化是一種常見的慢性、進行性、彌漫性肝病，是由一種或幾種疾病長期或反覆作用引起的。病理組織學上有廣泛肝細胞變性壞死、肝細胞性再生、結締組織增生及纖維化，導致正常肝小葉結構破壞和假小葉形成，致使肝臟逐漸變形、變硬而發展為肝硬化。引發肝硬化的主要原因是：酗酒、感染病毒(如慢性)、大量服用某些藥物、長期受某些環境毒物侵害和遺傳因素或其他疾病等。

◎橙色：肝纖維化　肝纖維化是慢性肝炎發展成肝硬化過程中的病理階段，其發病機制複雜，治療相當不容易。判斷慢性肝病是否伴有肝纖維化的「金標準」，是肝穿刺加上肝臟

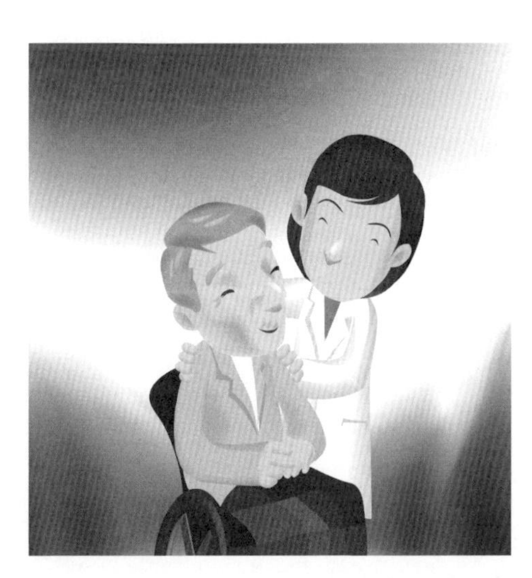

病理檢查。由於患者常畏懼肝穿刺，不願意接受這項創傷性檢查，這就給儘早、準確地判斷肝纖維化的程度造成困難。

一些慢性肝病患者往往自我感覺還可以，認為肝硬化還離自己遠著呢，殊不知這種錯誤的想法帶來的後果是貽誤了控制肝纖維化的時機。

◎黃色：肝炎　病毒性肝炎是常見的嚴重傳染病之一，即通常所說的A、B、C、D、E等型肝炎。疾病控制與預防中心大約每年可收到7萬份病例報告，其中很大一部分是酒精過量、使用某些藥物或攝入了環境中的有毒物質等引起的肝炎。

◎藍色：脂肪肝　隨著人們生活水準的提高和飲食結構的變化，脂肪肝這一「富貴病」在我國發病率明顯上升，其中，40～50歲的男性是脂肪肝患者的「主力」。

肝臟是脂肪代謝的重要器官，有合成、利用和轉運脂肪的功能。當脂肪來源過多、合成增加，而利用和釋放減少時，即可導致脂肪在肝臟內沉積。當脂肪含量大於肝臟的5%時，即會出現脂肪肝。

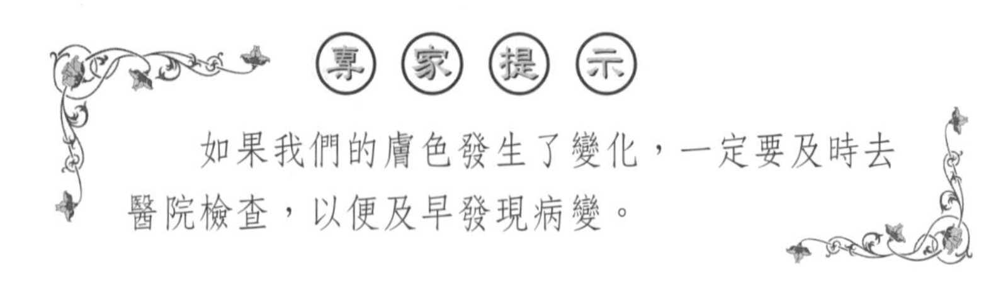

如果我們的膚色發生了變化，一定要及時去醫院檢查，以便及早發現病變。

第 2

肝臟保養　積極預防

隨著人們生活水準的日益提高，病毒性肝炎、脂肪肝、酒精肝、藥物性肝損害、肝硬化及肝癌等肝病成為目前威脅人類健康的主要疾病之一。人們往往談「肝」色變，那麼，怎樣才能遠離肝病呢？其實很簡單，只要我們採取有針對性的預防措施，就能遠離肝病，有效地保養肝臟。

健康測試

你是C型肝炎的高危人群嗎？

C型肝炎是一種隱匿性強、危害大的肝病，哪些人易得C型肝炎呢？下面做個測試。

請根據自己的實際情況回答下面的問題，若有以下症狀，就在括弧內畫「✓」。

( ) 1. 曾在1993年之前輸過血或接受過血製品。

( ) 2. 曾做過消化道內鏡檢查。

( ) 3. 曾做過沒有嚴格消毒的針灸施治。

( ) 4. 曾做過血液透析或器官移植。

( ) 5. 曾經使用過未經嚴格消毒的牙鑽等牙科器械。

( ) 6. 曾與他人共用同一個注射器。

( ) 7. 曾在理髮室使用未經嚴格消毒的理髮用具和剃鬚刀具。

( ) 8. 曾經用過未經嚴格消毒的器具進行紋身、紋眉、穿耳孔等皮膚黏膜損傷性操作。

( ) 9. 曾在美容院進行過抽脂、割雙眼皮等創傷性美容項目。

( ) 10.曾有多個性伴侶。

( ) 11.密切接觸血液的醫護工作人員。

( ) 12.家庭成員中有C型肝炎患者。

測試結果：

如果以上問題中有一個符合你的實際情況，就表示你已經屬於C型肝炎高危人群。出於對自己身體健康的考慮，你應該到正規醫院進行C型肝炎抗體檢查，排除C型肝炎，從而做到早發現、早診斷、早施治。

中老年人預防肝病的措施

肝臟是人體最重要的器官之一，但由於肝內實質沒有神經細胞，所以它一貫「沉默且沒有痛覺」，因此它的安危常常被人忽略。然而一旦等到它出現症狀時，就已經耽誤了治療的最佳時機。中老年人是肝病的高危人群，那麼，中老年人應該怎樣預防肝病呢？

每年體檢

專家指出，對症狀不明顯的肝病，中老年人一定要提高警惕。一年至少體檢一次，如果是B型肝炎患者，至少三個月體檢一次，以便及早發現，及時治療。

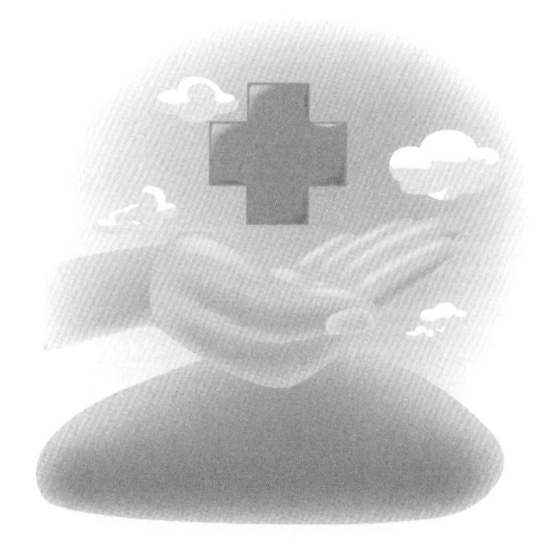

限酒戒菸

中年朋友是社會的中堅力量、家庭的支柱，平日應酬較多，請客喝酒是家常便飯。而酒精是肝臟健康的「剋星」，如果長期大量飲酒，酒精會損害肝細胞，導致酒精肝，因此，中年朋友應適度喝酒，並儘量不喝。香菸中的有毒物質不僅會損害肺、心、腦，同時也會損害肝臟，因此，也最好戒菸。

飲食科學合理、用藥合理

飲食不合理，經常暴飲暴食或饑一頓飽一頓，都會加重肝臟負擔，長期下去，就有可能導致肝臟出現病變，因此要做到飲食科學合理。中老年朋友可多吃一些新鮮蔬菜和水果，攝入足夠的膳食纖維和維生素。少吃肥甘厚膩的食物，因為長時間的高脂肪飲食會引起脂肪肝。此外，還要注意飲食衛生，確保肝臟不受肝炎病毒的侵害。

幾乎所有的藥物都在肝臟中代謝，但部分藥物服用後會引起肝臟不同程度的損害，表現為肝炎症狀或肝功能異常，稱為「藥物性肝炎」。對肝臟有損害的常見藥物有四環素、鎮靜類藥、解熱鎮痛藥及抗風濕類藥、抗結核類藥、抗腫瘤類藥等。因此，生病時一定要在醫生的指導下用藥，若因病情需要必須服用上述藥物時，要儘量減少用藥劑量和縮短用藥時間，並經常檢查肝功能。

堅持運動、不要經常熬夜

運動不但可以促進機體的氣體交換和血流通暢，為肝臟提供足夠的氧氣和營養物質，還可加速新陳代謝，促進廢物或有毒物質的排出，起到保護肝臟的作用。不過，中老年人一定要選擇好適合自己的運動方式，並一直堅持運動。

工作與生活的起居要有規律，不能經常熬夜。要知道晚間11點到凌晨1點是肝臟排毒時間，需在熟睡中進行。經常熬夜，會損壞肝臟的排毒功能。

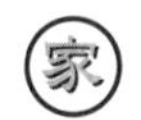
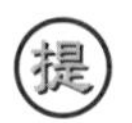
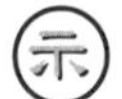

研究表明，情緒緊張、憂鬱、易怒、過度疲勞等都會對肝臟產生不良影響，進而使自身抗病能力下降，易於感染病毒。因此，中老年朋友要學會自我調節，努力做到心平氣和、心情舒暢、樂觀開朗。

預防A型肝炎的方法

A型肝炎傳染主要由消化道，因此與A型肝炎患者共用餐具、茶杯、牙具等親密行為會感染A型肝炎；而如果吃了A型肝炎病毒污染的食品和水，也可受到傳染。如果水源被A型肝炎患者的大便或其他排泄物污染，也可能會引起A型肝炎的暴發流行。

那麼，應該怎樣預防A型肝炎呢？

早發現、早隔離、早治療

A型肝炎患者在出現明顯症狀以前，傳染性很強，因此愈早發現、愈早隔離，就愈能減小傳染的風險。在A型肝炎流行期，托幼機構要加強對幼兒的檢查，以便早期發現患者，早期隔離。

A型肝炎患者的住室、活動的房間和衣物要消毒。自發病之日起，患者至少要隔離45天，並且嚴格消毒患者的嘔吐物、糞便及餐具等。

做好A型肝炎預防宣傳工作

可利用各種宣傳工具，廣泛開展衛生宣傳工作，讓人們都瞭解A型肝炎的危害。

◎注意飲水衛生　要加強飲水衛生，不管是自來水還是井水、河水、池塘水，飲用之前都應進行消毒。如50公斤水加漂粉精片1片，就可殺滅A型肝炎病毒；如已有A型肝炎流行，可適當加大漂粉精用量。為防止水源和農作物受到污染，不要用新鮮糞便施肥，不要在河、池塘內洗A型肝炎患者的衣物等。

◎飲食要乾淨、衛生　生吃瓜果時一定要清洗乾淨。毛蚶、蛤蜊等水產品可能黏附A型肝炎病毒，因此不可生吃或半生吃。直接入口的食物如醬菜、涼拌菜，不能在可能受污染的水中清洗。

◎餐具、茶具要做好消毒工作　如果舉辦宴會或舉辦酒席，結束後，一定要做好餐具和茶具的消毒工作，以防出現感染。進行消毒工作時，可採取濕熱消毒法和化學消毒法等。濕熱消毒法的具體方法為煮沸或壓力蒸氣滅菌法。煮沸是餐具消毒的一種可靠的方法，用水煮沸1分鐘，就可使A型肝炎病毒失去傳染性。

化學消毒法的具體做法是將餐具中的殘渣倒去後，直接在含有次氯酸鈉和十二烷基磺酸鈉的洗滌液中浸泡10分鐘，用清水沖洗乾淨後即可使用。這種消毒方法消毒效果較好，速度快，餐具、茶具洗完後潔白光亮，無油無垢。

◎及時接種丙種球蛋白　現在市場上出售的人血C種免疫球蛋白對A型肝炎接觸者有一定的保護作用，主要適用於接觸A型肝炎患者的易感兒童。人血C種球蛋白劑量為每公斤體重0.02～0.05毫升，注射時間越早越好，不宜遲於接觸後14天。

◎做好個人衛生　不隨地大小便，不喝生水，養成飯前便後洗手的好習慣。

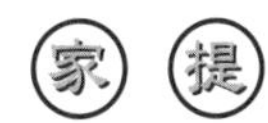

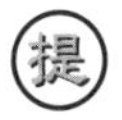

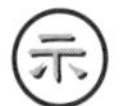

A型肝炎可用中草藥預防，如垂柳湯。取新鮮嫩垂柳枝（連葉）100克，加水500毫升，煎至300毫升，分2次服，連服4天。或口服板藍根沖劑：成人每次1袋或1塊，每日2次，開水沖服，連服5～10天；兒童用量減半。

你知道嗎？

A型肝炎在什麼時間傳染性最強？

A型肝炎病毒主要存在於A型肝炎患者或隱匿性感染者的糞便中，排毒期長達 2～3 週，在潛伏期末的發病初期大量排毒。因此，A型肝炎潛伏後期及黃疸出現前數日傳染性最強，當黃疸高峰後逐漸消退時，病情好轉，傳染性也減弱。一般黃疸出現後兩週，雖部分患者糞便中仍可檢出病毒顆粒，但實際傳染性明顯下降；黃疸出現 3 週時，患者糞便中已很難找到A型肝炎病毒，此時基本上無傳染性。

預防B型肝炎的方法

要預防B型肝炎，可採取下面這三種方法，即控制傳染源、切斷傳播途徑和保護易感者。

控制傳染源

經血清學、臨床和流行病學資料確診為B型肝炎患者後，應立即進行疫情報告，並採取相應的隔離措施，如需住院隔離治療，最好住院隔離，對B型肝炎患者可不定隔離日期。凡患B型肝炎的患者，一律調離直接接觸入口食品和食具的工作及幼兒工作崗位。

切斷B型肝炎病毒的傳播途徑

首先要加強血液及血製品的管理，捐血員在每次捐血前必須做體格檢查，HBsAg陽性者不得捐血。血站和生物製品單位應按衛生部《血液製品管理條件》要求，生產和供應血液製品及含人體成分的生物製品，應以靈敏方法檢測HBsAg，不得出售和使用HBsAg陽性製品。

第二，阻斷母嬰傳播。應將HBsAg列為婦女產前常規檢查項目，對HBsAg陽性，尤其是HBeAg陽性的孕婦應設專床分娩，產房內所有器械要嚴格消毒。對HBsAg陽性孕婦所生的嬰兒，可用B型肝炎免疫球蛋白和／或B型肝炎病毒疫苗加以阻斷。

第三，要防止醫源性傳播，各級醫療衛生單位應加強消毒防護措施，如注射器一人一針一管，各種器械及用具實行一人一用一消毒等。

第四，對服務行業的公用茶具、面巾、浴巾以及理髮、修腳的刀剪等用具堅持一客一用一消毒。

保護易感人群

合理使用B型肝炎病毒疫苗和B型肝炎免疫球蛋白。B型肝炎病毒疫苗主要用於阻斷母嬰傳播和嬰幼兒的預防，亦可用於意外針刺者的暴露後預防。B型肝炎免疫球蛋白也可用於阻斷母嬰傳播和意外針刺者的暴露後預防。注射時間越早越好，最好在暴露24小時內注射，並與B型肝炎病毒疫苗聯合增強免疫。

此外，在日常生活中應注意下列事項：就餐時儘量不使用公筷，餐具定期消毒，不與B型肝炎患者共用牙刷、剃鬚刀等；避免在一方生殖系統黏膜損傷期間進行房事；儘量不要輸入血液及其製品，減少注射治療的次數；不要在未經衛生防疫部門認證的非法小診所、個體遊醫處就醫。

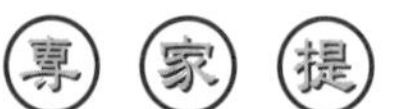
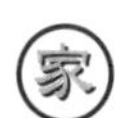
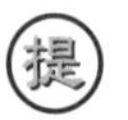
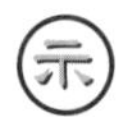

專家提示

B型肝炎患者要學會看肝功能、B型肝炎病毒標誌物（B型肝炎兩對半）和HBV DNA等基本的檢驗單。

預防C型肝炎有講究

C型肝炎的危害十分巨大，但是由於C型肝炎隱匿性較強，因此，C型肝炎的預防方法十分講究。下面介紹預防C型肝炎的方法。

嚴格管理捐血員

合格捐血員應就地無償捐血，嚴防冒名頂替和不合格捐血人員混入捐血隊伍。

◎把住捐血員篩查關。認真進行抗-HCV和轉氨酶（ALT）檢測，禁止使用抗-HCV陽性及ALT異常的血液。必要時可加測HCV RNA，以查出HCV抗體產生之前的C型肝炎病毒帶原者。

◎對器官、組織移植和精子等的提供者進行嚴格檢測。

加強對血液製品的監督管理

血液製品的生產單位應嚴格篩查原料血漿，加進滅活病毒的生產工藝，做好半成品和成品檢定，供應安全血液製品。同時，防疫部門應健全和加強對血液製品生產的監督機制，發現問題及時解決。

◎嚴格掌握臨床用血的適應症，推廣自身輸血、擇期手術者術前儲血和成分輸血。臨床用血前應加強核查和複測工作。對用血量多的重大手術，臨床用血前除複測抗-HCV外，最好加測HCV RNA。

◎防止醫院內的醫源性傳播。全方位加強醫院內消毒隔離工作，特別是介入性診療器械的消毒管理工作，儘量減少乃至杜絕醫源性交叉感染。能用一次性器械的，儘量採用一次性器械和用品。

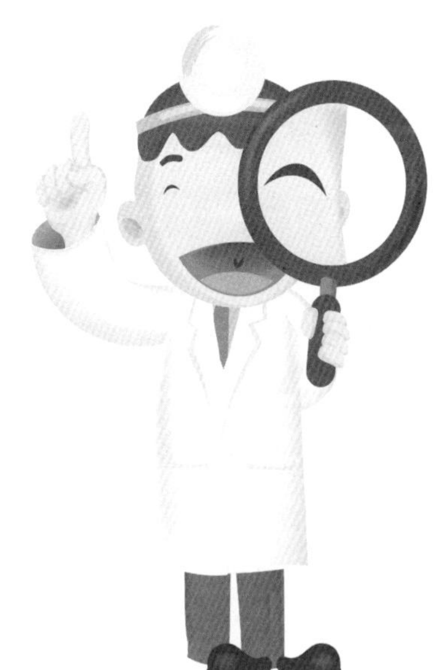

◎加強HCV母嬰傳播的預防。對於抗HCV（或HCV RNA）陽性的產婦，產房所用器械應單獨使用，嚴格消毒；儘量避免新生兒皮膚黏膜破損。

◎對急性C型肝炎患者進行積極治療和嚴格隔離。以利於病情恢復和防止續發病例的發生。

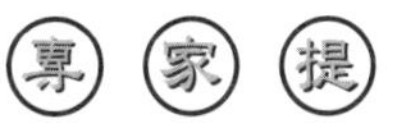

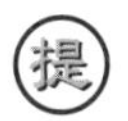
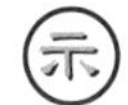

專家提示

對C型肝炎患者、HCV帶原者進行宣傳教育很有必要。研究證明，家庭內日常生活接觸傳播（包括母嬰傳播和性傳播）的危險性極小。

預防酒精性肝病的方法

要預防酒精性肝病，我們可採取下面的預防措施。

戒酒

長期大量飲酒可導致多種疾病，尤其以傷害肝臟為甚，是酒精性肝病的根本原因，因此在疾病的治療過程中及疾病康復後，必須絕對禁止飲酒。若能徹底戒酒，消除病因，則可提高治療效果，促進疾病康復，防止疾病的復發、惡化或癌變。

飲食要講究

肝病患者應多食素食，飲食原則宜清淡，忌油膩，富營養，易消化；應少食多餐，禁忌生冷、甜膩、辛熱及生痰助濕的食物。由於食鹽有凝滯助濕之弊，因此患者應給與低鹽、少鹽飲食。有出血傾向者，更應忌菸、酒及辛熱的食物；濕濁之徵明顯者，當忌肥甘油膩之食；對出現精神障礙、神志不清者，應嚴格控制肉食，供應新鮮流質食物。

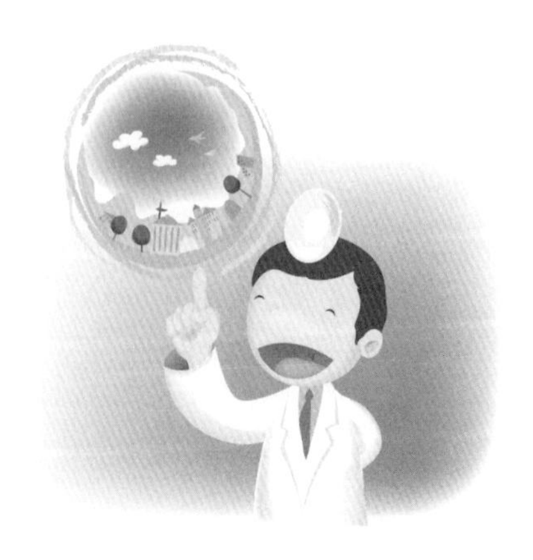

適當休息

酒精性肝病的患者要注意休息，做到起居規律，勞逸適量。根據病情的不同階段掌握動靜結合的關係，急性期應採取「以靜為主，靜中有動」的原則，以休息為主，限制過多的活動。穩定期應採取「動靜結合，動靜適度」的原則，做到生活自理，適當休息。恢復期應採用「以動為主，動中有靜」的原則，活動量循序漸進，以無疲乏感為度，避免勞累過度，耗傷氣血。

科學運動

在日常生活中堅持運動，能夠增強體質，減少或防止疾病的發生。在疾病過程中，應根據病情的緩急輕重以及體質強弱不同，選擇適當的運動方法。

調節好自己的心情

中醫認為肝膽之病，易於鬱滯，應以疏泄為佳。若情戀不暢，精神抑鬱，則使氣機逆亂，陰陽失調，誘發或加重疾病症狀。因此，酒精性肝病患者應克服和消除惱怒、憂鬱、疑慮、悲傷、恐懼等不良情緒，樹立與疾病鬥爭的信心，促進疾病的康復。

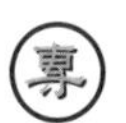
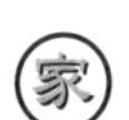
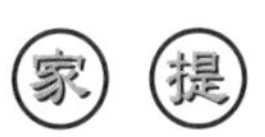
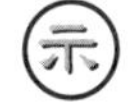

專家提示

為了保護自己的肝臟，飲酒前可先喝一杯牛奶或優酪乳，或吃幾片麵包，切勿空腹喝酒，以免刺激胃黏膜；若飲酒時間長，可提前服用B群維生素，以保護肝臟。也可有意識地多吃富含B群維生素的動物肝臟、豬牛羊肉、蛋黃、蔬菜、燕麥等粗糧，以提高體內B群維生素的含量。

你知道嗎？

喝酒不傷肝的5個小招數

第一招：多喝白開水　喝酒時可多喝白開水，這樣有利於酒精儘快隨尿液排出體外；喝啤酒時，要勤上廁所；喝烈酒時最好加冰塊。

第二招：不豪飲　喝酒時不要喝得過快過猛，應當慢慢喝，讓身體有充分的時間分解體內的乙醇。

第三招：喝酒時多吃綠葉蔬菜　綠葉蔬菜中的抗氧化劑和維生素可保護肝臟，喝酒時可多吃綠葉蔬菜。

第四招：豆製品要多吃　豆製品中的卵磷脂可保護肝臟，喝酒時可多吃些豆製品。

第五招：碳酸飲料不要多喝　碳酸飲料，如可樂、汽水等在喝酒時不宜多喝，以防加快身體吸收酒精的速度。

預防肝癌從日常生活做起

肝癌是不容忽視的「隱形殺手」，全世界每年被它「殺」死的人多達26萬，而我國就占其中的10萬。由於肝癌惡性程度高，病情發展快，治療難度較大，已成為嚴重威脅人類健康和生命的「癌中之王」。那麼，我們怎樣才能預防肝癌，健康地生活呢？

定期體檢

一般要做定期體檢。正常人群一般應一年進行一次體檢；肝炎患者需半年進行一次體檢；肝硬化患者需3個月進行一次體檢；AFP升高者需1～2個月檢查一次身體。這樣才能早發現、早診斷、早治療。

◎接種B型肝炎疫苗　肝癌的發生與B型肝炎息息相關，研究指出，B型肝炎病毒與肝癌的相關性高達80%。因此，B型肝炎疫苗被看成是第一個「抗癌疫苗」，所以接種B型肝炎疫苗也是預防肝癌的重要措施之一。

◎控制C型肝炎　調查研究發現，肝硬化併發肝癌者的C型肝炎抗體陽性率竟高達76%。因此，許多專家認為C型肝炎病毒可能是發達國家肝癌的主要病因。由於80%～90%的C型肝炎是經血液和血製品傳播的，因此儘量減少輸血或應用血製品是減少C型肝炎、控制肝癌發生的另一種有效措施。

遠離致癌物、不酗酒

不吃黴變、燒糊的食物，這類食物中含有的黃麴黴素是致癌物，尤其是吃發黴的食物更容易引發肝癌。

資料表明，酗酒與肝癌的發生有很大的關係，酒精性肝硬化的患者發生肝癌的概率很高，因此不要酗酒。一般而言，健康人以少飲為佳，肝病者則宜禁酒。

注意衛生、積極運動

飲水污染、藥物中毒、吸菸、食亞硝胺、微量元素缺乏以及遺傳因素等都有協同致癌的作用，因此應做好環境保護、講究衛生、增進營養、杜絕濫用藥物和去除不良衛生習慣等綜合措施，以有效防止肝癌的發生。

肝癌的發生還與人體的免疫有關。正常情況下，人體內的細胞可能形成癌細胞，但人體的免疫系統有清除這些細胞的能力，使人體不發生癌症。當人體免疫力減弱時，就容易發生癌變。因此，積極鍛鍊、增強自身的免疫力，也是防止肝癌發生的重要措施。

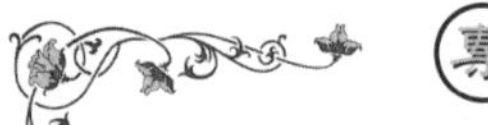

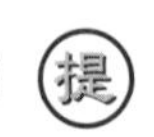
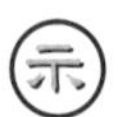

專家提示

為了預防肝癌的發生，要注意自己的衛生習慣，勤洗手，吃飯時做到分餐；儘量少抽或不抽菸。

做好妊娠期肝病的預防工作

妊娠期肝病主要包括妊娠肝內膽汁淤積症和肝細胞疾病（病毒性肝炎、急性妊娠脂肪肝）等幾種。肝內膽汁淤積症可影響胎兒的生長發育，導致胎兒窒息、死胎；而肝細胞疾病會讓妊娠媽媽出現肝功能異常，引起產後大出血等併發症，甚至導致孕婦死亡。為了保障胎兒和孕婦的安全，我們有必要瞭解一下妊娠期肝病的生理改變、臨床特點、防治措施等。

妊娠肝內膽汁淤積症

此病絕大多數發生在妊娠後期，其臨床主要表現為皮膚瘙癢，一般無消化道症狀，瘙癢4週後可出現輕微黃疸；肝功能檢查可見谷丙轉氨酶和總膽紅素濃度輕度升高；肝纖維化全套或單項甘膽酸濃度檢查值明顯升高，分娩後肝功能及甘膽酸濃度迅速下降，一般一週內恢復正常。儘管本病對孕婦本身傷害較小，但引起的新生兒窒息死亡率卻明顯高於病毒性肝炎，這是由於患者胎盤組織內也存在膽汁淤積，引起胎盤血液灌注不足，使胎盤缺氧，造成胎兒宮內窘迫所致的。

病毒性肝炎

妊娠期急性病毒性肝炎是一種全身性疾病，具有明顯食慾不振、噁心、嘔吐、厭油等消化道症狀。A、E型肝炎早期常伴有發熱症狀，3～5天熱退後出現鞏膜黃染，但皮膚搔癢症狀較輕微。肝功能檢查可見谷丙轉氨酶及總膽紅素濃度顯著升高。重症肝炎病死率達70%。

孕婦患急性病毒性肝炎的危險性比非孕婦高，因為胎兒的呼吸、代謝、解毒和排泄等均靠母體完成，這就會增加母體的基礎代謝，從而加重母體肝臟的負擔。此外，妊娠期蛋白質攝入不足，使血清蛋白進行性下降，加上分娩時精神緊張、疲勞、出血、手術創傷、麻醉藥物等因素，促使機體惡性循環，進而就會導致肝衰竭。因此，孕前做肝功能、B型肝炎全套、C型肝炎抗體、C型肝炎、B型肝炎病毒含量檢驗，讓專科醫師有針對性地早期選擇胸腺肽α_1進行抗病毒、調節免疫治療，可減少發病率。

妊娠急性脂肪肝

本病多見於懷第一胎36～40週的孕婦，其臨床特點為突然持續性嘔吐，上腹疼痛，隨後出現黃疸迅速加深，以直接膽紅素為主，但尿膽原多為陰性，皮膚瘙癢罕見，如不及時住院進行專科治療，就會發展為典型的暴發性肝衰竭、腎衰竭、胰腺炎，或者不能控制的胃腸道或子宮出血、昏迷，乃至死亡，所以，妊娠期肝病都應列入高危妊娠範疇。

預防妊娠期肝病的方法

那麼，怎樣才能使孕婦不出現妊娠期肝病呢？

孕婦在傳染病流行季節應避免到公共場所接觸感染人群，注意飲食衛生，避免吃不潔食物。如果孕婦要接受檢查，應使用一次性注射器抽血，避免交叉感染；同時，要避免攝入過量的蛋白質、脂肪，以免增加肝臟負擔，形成脂肪肝。

妊娠早期出現噁心、嘔吐，若非妊娠本身所致，應到醫院做肝功能、B型肝炎全套，A、C、E型肝炎抗體，腹部 B 超等檢查，明確病因，早期治療。

妊娠晚期有皮膚瘙癢時，要引起高度重視，警惕妊娠肝內膽汁淤積症，加強胎兒監護，適時終止妊娠，這樣才能降低圍產兒病死率。

慢性B型肝炎攜帶的孕婦應定期復查肝功能及B型肝炎病毒含量，制訂治療方案，同時應注意避免羊膜腔穿刺，並縮短分娩時間，保證胎盤的完整性，儘量減少新生兒暴露母血的機會，再加上有效的母嬰阻斷方案，95%以上的B型肝炎母親可生出健康的寶寶。

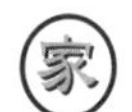
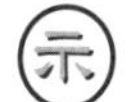

專家提示

初次妊娠的孕婦在晚期突然出現腹痛、嘔吐，一般解痙藥物不能緩解，伴有高熱或白細胞、澱粉酶的含量增高時，要警惕妊娠急性脂肪肝，不可誤診為急腹症而施行手術，以免加重病情。

家有肝炎患者，預防感染講方法

如果家中有人患了病毒性肝炎，應採取哪些措施來防止其他家人受到感染呢？

如果患了急性A型或E型肝炎，患者在發熱、噁心、嘔吐期的傳染性極強。這時應首先送患者去醫院隔離治療，暫時尚不能住院者應在家中進行隔離治療。

這期間應處理好患者的排泄物，如尿、便、痰、血跡等要用專用器具盛裝，可在糞便內加適量漂白粉或其他消毒液，攪勻後放置2小時再倒掉。坐便器也應置3%漂白粉液中浸泡後再使用。

做好消毒工作。患者換下的衣褲和床單最好煮沸16分鐘以上或在0.5%的「84」消毒液中浸泡10分鐘後再洗滌，患者的衣物切忌與其他人的衣物混洗，以免傳播給他人。

患者的日常用品，如口杯、臉盆、牙刷、香皂、刮鬚刀等都要與家人分開使用。洗腳盆或浴盆也最好能分開用，如不能分用，一定要做到用一次消一次毒。

患者不宜亂吐痰，尤其不要親吻孩子或用手捏摸食物餵孩子。患者翻閱過的書報、撲克牌等不需要的物品，最好能燒毀或置於烈日下暴曬。

患者及護理患者的家屬應養成飯前便後勤洗手的衛生習慣，不要經常用手摸口鼻。一些常用物品，如抹布、剪刀、澆花壺等也要分開放置使用。

吃飯時最好分餐吃，不要將患者吃剩的食物給健康人吃。患者應儘量少到親戚家中串門，也不要與家人一起到飯店用餐。

與B型和C型肝炎患者的生活接觸，一般不會被傳染，沒必要過度預防，以免造成家人感情上的隔閡。但女性患者月經期間的血液一定要進行嚴格處理。

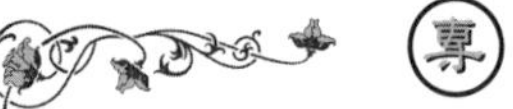

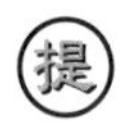

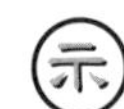

肝炎患者應節制房事，因為唾液或精液有可能傳染給自己的先生（太太）。如果是A型肝炎患者，其隔離期限應不少於3週。

外出旅遊時預防肝炎的方法

在外旅遊時不同于平時在家，若不注意衛生，可增加病毒性肝炎的感染機會。由於傳播途徑不同，在外旅遊時最易感染、最需預防的是A型和E型肝炎，其次是預防B型肝炎。那麼，在旅遊途中應該怎樣預防肝炎呢？

接種肝炎疫苗

旅遊者在出發前，應充分瞭解自身的健康狀況，尤其應瞭解A型肝炎的免疫狀況。一般35歲以內的人對A型肝炎的免疫力較低，故可考慮在出發前半個月至1個月內，接種A型肝炎減毒疫苗或A型肝炎滅活疫苗，以保證旅遊時體內已產生了充足的免疫力。

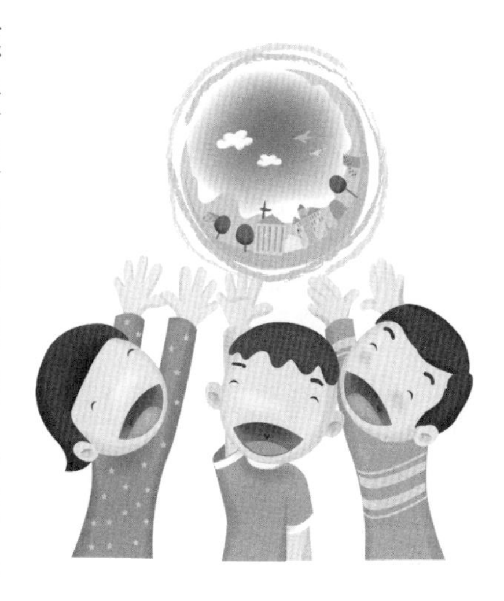

注意飲食

出門在外，應避免在衛生條件差的街邊攤點進食，尤其是肝炎流行季節更要提高警惕。特別是到南方沿海地區旅遊時，要避免生食水生貝類，如泥蚶、毛蚶、牡蠣、小蟹等食品，這些水產食品常常採自海邊，可能污染有A型肝炎病毒，必須經過蒸熟煮透後才可安全食用。

養成良好的生活衛生習慣

飯前便後流水洗手，餐具、茶杯、毛巾單獨使用，不吃半熟菜，少吃涼拌菜，水果要洗淨削皮，注意勞逸結合，以保持身體的健康。

一旦在旅遊地確認接觸到肝炎患者，應立即注射B型肝炎高效價免疫球蛋白進行預防。

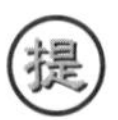

專家提示

旅遊歸來後要注意觀察身體健康狀況。一旦出現肝炎的常見症狀，要及時到傳染病專科醫院進行診治。

你知道嗎？

哪些衛生習慣不科學？

用白酒消毒碗筷　這個習慣不科學。因為醫學上用於消毒的酒精度數為75%，而一般白酒的酒精含量在56%以下。所以，用白酒擦拭碗筷，根本達不到消毒的目的。

將變質食物煮沸後再吃　一些人喜歡將變質的食物高温高壓煮過再吃，以為這樣就可以徹底消滅細菌。而醫學證明，細菌在進入人體之前分泌的毒素非常耐高温，不易被破壞分解。因此，這種用加熱加壓來處理剩餘食物的方法是不值得提倡的。

用白紙或報紙包食物　有些人愛使用白紙來包食品。一張白紙，以為是乾乾淨淨的，而事實上，白紙在生產過程中，會加用許多漂白劑及帶有腐蝕作用的化工原料，紙漿雖然經過了沖洗過濾，但仍含有不少的化學成分，還是會污染食物的。至於用報紙來包食品，則更不可取，因為印刷報紙時，會用許多油墨或其他有毒物質，對人體危害極大。

保護肝臟健康的方法

肝臟是人體最重要的器官之一，極易受到病毒的侵害而引發各種不同的肝病。其實，我們在日常生活中稍微注意一下，就能保護我們的肝臟，使其免受傷害。那麼，在日常生活中，我們應該怎樣做呢？

◎不可濫用藥物　在日常生活中，要避免服用一些不必要的藥品，因為太多的化學物質會損害肝臟的健康，而且在沒有醫生指導的情況下，不要同時服用多種藥物；如果服用了非正規藥物，可能會使肝臟受到嚴重損害，甚至造成永久性傷害。

◎不酗酒　長期大量飲酒會對肝臟造成損害。不管白酒、啤酒，凡是酒精飲料或葡萄酒都應有節制地飲用。肝病患者則不宜飲用任何酒，同時也禁止將酒精和其他一些藥物共同服用。

◎使用空氣清新劑、殺蟲劑、油漆要注意　使用空氣清新劑時要當心，因為肝臟會對吸入人體內的成分進行解毒，分解出有害物質，而殺蟲劑、油漆和其他的

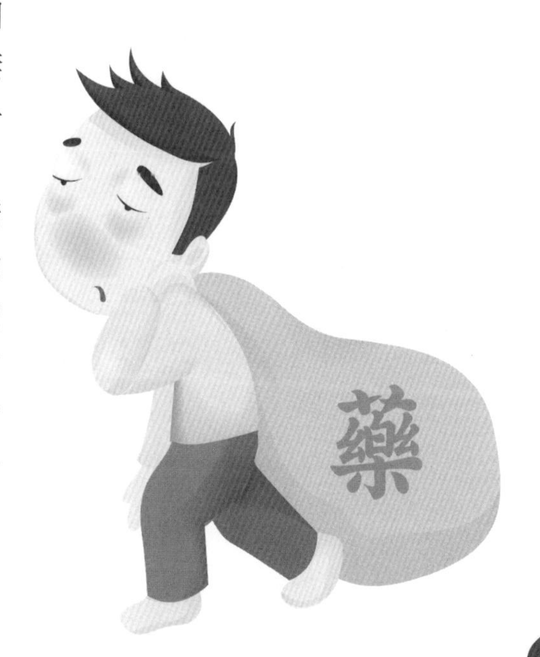

一些化學噴劑會損傷肝臟。

◎保護自己的皮膚 注意落在皮膚上的一些物質，如樹上和草叢中放置的殺蟲劑會通過皮膚到達肝臟並損傷肝臟細胞，因為它們含有對肝臟具有嚴重破壞作用的化學物質。

◎飲食科學 飲食要足量、均衡、有營養；避免攝入油炸、高脂肪的食物，這樣做可降低膽囊疾病，包括膽結石及與肝臟相關的疾病的發病率；儘量少食薰製、醃製和含鹽多的食物。在烹飪過程中可適當加入檸檬汁、洋蔥、醋、大蒜、辣椒或芥菜等調味品；加大高纖維食物的攝入，如新鮮水果、蔬菜、大米和穀類食物等，它們對保護肝臟有很大的益處；要少食甜食、點心和飲料，因為甜味調味劑富含高熱量，若想吃甜食，可用水果來代替。

◎控制體重 將自己的體重保持在正常範圍內，這也有利於保護肝臟。醫學研究已表明，肥胖和肝臟、膽囊等器官的疾病有直接的關係。在減肥的同時，要保證肝臟正常工作所必須的維生素和礦物質。

專家提示

春季是保肝、護肝的最佳季節。這是由於春季是萬物復蘇的時節，草木也在春季萌發、生長，而肝臟與草木相似，因此肝臟在春季時功能也更活躍。

第

3

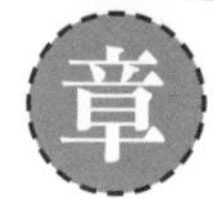

面對肝病　科學治療

肝炎嚴重威脅著人們的健康，而肝硬化及肝癌更是掠去了不少人的生命。專家提醒，其實肝病並不可怕，科學而有效的治療就可減少肝病的發生、發展，使人們重新擁有健康的明天。

健康測試

你有脂肪肝嗎？

隨著生活水準的不斷提高，越來越多的人患上了脂肪肝，脂肪肝也成了繼病毒性肝炎後的第二大肝病，嚴重威脅著人們的健康；而且脂肪肝已被公認為隱匿性肝硬化的常見原因。那麼，怎樣才能知道自己是否得了脂肪肝呢？

根據自己的實際情況回答問題，選出答案：

1. 用體重（kg）÷身高的平方，結果是：

A. 大於28　　B. 24～28　　C. 小於24

2. 如果你是男性，那麼，你的腰圍大於90公分嗎？如果你是女性，那麼，你的腰圍大於80公分嗎？

A. 是　　B. 否

3. 你是否有糖尿病史呢？

A. 自己有　　B. 父母或兄弟姐妹有　　C. 都沒有

4. 體檢時你發現自己的血脂是怎樣的呢？

A. 血脂高　　B. 血脂低

5. 例行檢查時發現「轉氨酶」的情況是怎樣的呢？

A. 升高　　B. 沒有升高

6. 你的父母或其他直系親屬是否有「脂肪肝」？

A. 是　　B. 否

7. 日常生活中，你的飲酒情況是怎樣的？

A. 飲酒超過５年以上，男性每週飲入的酒精量大於210克，女性大於140克

B. 飲酒，但未達到５年及上述指標量

C.不飲酒（攝入酒精量計算公式：酒精量＝攝入

的酒量×酒精度×0.8）

8. 你是不是經常食慾不振，有噁心、嘔吐等症狀呢？

A. 是　　B. 否

9. 你是不是經常感到右側下腹部腫脹、有隱痛呢？

A. 是　　B. 否

10. 你的體重波動情況是怎樣的呢？

A. 1個月內體重增加或減少超過5kg（含運動或藥物減肥）

B. 1個月內體重增加或減少大於2kg，小於5kg

C. 無波動

11. 你有睡前喝牛奶或吃水果的習慣嗎？

A. 是　　B. 否

12. 在日常飲食中，肉類占所吃食品中的比例大於70%嗎？

A. 是　　B. 否

13. 你一生病就吃藥嗎？

A. 是　　B. 否

評分標準：

1. A+2　B+1　C+0
2. A+2　B+0
3. A+2　B+1　C+0
4. A+2　B+0
5. A+2　B+0
6. A+2　B+0
7. A+2　B+1　C+0

8. A+1 B+0
9. A+1 B+0
10. A+2 B+1 C+0
11. A+1 B+0
12. A+1 B+0
13. A+1 B+0

測試結果：

如果你的得分高於6分，那就說明你有患脂肪肝的危險了，且危險係數隨分數增高而增大。這時你最好能去醫院檢查一下，以便早發現、早治療。

治療肝病的五項原則

肝病的表現多種多樣，治療方法也多種多樣，但需要指出的是：治療肝病的原則是相同的，即以適當的休息、營養為主，藥物治療為輔。在治療肝病時，一定要把握好這些原則。

原則一：戒菸、酒

酒精不但可直接損害肝臟，還會使病情加重，且能影響抗病毒藥物的治療效果。香菸中的尼古丁對人體有巨大的損害，因此在治療肝病時，一定要戒菸、酒。

原則二：合理休息、合理營養

過度的休息和營養可能會導致營養過剩，引發脂肪肝和其他相關疾病。因此，為了自己的健康，一定要合理休息、合理營養。

原則三：警惕黃疸加深

肝炎患者一旦出現黃疸，就說明肝臟有明顯炎症，甚至有可能肝細胞已經壞死。肝細胞壞死越明顯，黃疸就會越深。因此當肝炎患者出現深度黃疸時，應警惕由於大片肝細胞壞死導致重型肝炎的可能性。

重型肝炎越早接受治療，效果越好；中期治療效果較差，治癒好轉率僅為50%左右；到了晚期，則失去了搶救治療的機會，其病死率高達90%左右。因此，當肝炎患者出現黃疸時應及時臥床休息，儘快到醫院進行救治。

原則四：治療肝病科學用藥

治療肝病要講科學，不可聽信非法小廣告的宣傳，應去正規醫院接受治療。在接受藥物治療時要聽從醫囑，堅持按時服藥。如果不按時服藥會影響療效，也會增加藥物的不良反應；另外，抗病毒藥物還容易引起耐藥現象的發生。

原則五：樹立戰勝疾病的信心

不論是慢性B型肝炎還是慢性C型肝炎，治療時間特別是抗病毒藥物治療的時間一般都比較長，因此，患者對這一點要做好思想準備。而對慢性B型肝炎患者來說，半年的療程是不夠的，需要接受較長時間的治療。對於療效不佳或療效出現較遲的患者，應樹立信心，堅持用藥，這樣才能戰勝病魔。

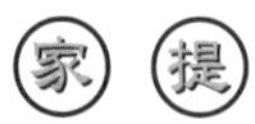
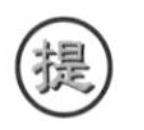
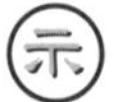

專家提示

在實際生活中，需要瞭解自己到底是B型肝炎病毒帶原者還是B型肝炎患者，前者可劃歸正常人群，無須特殊治療；後者才是真正的患者，必須進行治療。

治療A型肝炎的方法

治療A型肝炎時，只需根據患者的病情給予適當的休息、營養和對症支持的療法，防止繼發感染及其他損害，即可迅速恢復健康。

早期最為重要的就是應嚴格臥床休息，症狀有明顯好轉時可逐漸增加活動量，以不感到疲勞為原則，治療至症狀消失、隔離期滿、肝功能正常時即可出院。經1～3個月休息，逐步恢復工作。

飲食以合乎患者口味、易消化的清淡食物為宜。應含多種維生素，有足夠的熱量及適量的蛋白質，脂肪不宜限制過嚴。

如進食少或有嘔吐者，應住院治療，補充足夠的能量、營養素和電解質。熱重者可用茵陳胃苓湯加減；濕熱並重者用茵陳蒿湯和胃苓合方加減；肝氣鬱結者用逍遙散；脾虛濕困者用平胃散；黃疸深重者用赤芍。一般急性肝炎可完全治癒。

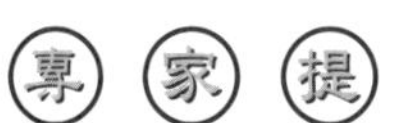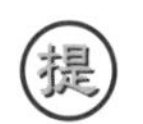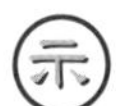

專家提示

在治療過程中，一定要禁酒，防止過度勞累及避免使用損傷肝臟的藥物，用藥要掌握宜簡不宜繁的原則。

治療B型肝炎的基本方案

我國約有1.2億人攜帶B型肝炎病毒，其中B型肝炎患者大約有3000萬，每年死於B型肝炎終末期的患者就有40多萬，因此合理治療B型肝炎就成了當務之急。下面介紹一下治療B型肝炎的基本方案。

瞭解治療B型肝炎的目標

抑制病毒複製和清除病毒；減輕症狀及炎症，改善肝功能；防止其進展為肝硬化和肝細胞癌；提高患者的生存率。

治療慢性B型肝炎的方法

要治療慢性B型肝炎，可採取抗病毒藥、免疫調節、抗纖維化、改善肝功能等方法。

治療B型肝炎的常用抗病毒藥物

◎干擾素　干擾素是一種小分子蛋白，進入機體後，首先與相應的細胞結合，經過一系列的細胞生物學反應後，使機體建立一種抗病毒狀態（誘導該細胞產生抗病毒蛋白）。也就是說，干擾素是由一系列複雜的過程間接地達到抗病毒的目的，並沒有直接殺滅病毒的功效，清除病毒最終是靠機體的免疫機制來實現的。正因為如此，使用干擾素治療並不是百分之百的有效，停藥後仍可能出現病毒複製的反彈，不同個體免疫功能不同，即使同樣的治療方案也會有不一樣的效果。

目前干擾素治療慢性B型肝炎的總有效率為40%～50%。顯示療效的指標包括肝功能恢復正常、HBV DNA陰轉、e系統出現血清學轉換（e抗原轉陰，e抗體轉陽）。使用干擾素療效較好的人群有：ALT增高明顯（肝臟炎症明顯）者；女性患者；HBV DNA較低者；未用過抗病毒藥物者；未合併肝硬化者；非母嬰傳播感染者。

干擾素有不同的種類和亞型，常用於抗病毒治療的是α-干擾素（α-IFN）。由於干擾素在體內幾個小時後將衰減掉一半（半衰期），故要維持有效治療，需要每天或隔日注射一次。一般用干擾素300萬～500萬單位，隔日注射一次，療程至少6個月。最近新出了一種干擾素，是經特殊處理後的干擾素，活性可延續至1週，稱之為長效干擾素，因此只需每週注射1次，就能產生相當於普通干擾素每天肌內注射的效果，並可提高療效。

核苷（酸）類似物是近年來廣泛用於治療B型肝炎的藥物，但有一定的耐藥性。

◎拉米夫定　與干擾素不同，拉米夫定本身沒有免疫調節作用，但拉米夫定有迅速抑制病毒的效應。對拉米夫定療效預測的指標是轉氨酶水準的高低。據報導，轉氨酶正常、升高1～2倍、升高2～5倍及升高5倍以上者，

HBeAg血清轉換率可分別達到2%、9%、21%、47%。由於拉米夫定口服方便，不良反應較少，因此應用的範圍較廣泛。但隨著治療時間的延長，可能會出現病毒變異耐藥的問題。耐藥性的發生可導致HBV DNA消失後再度升高，使肝功能再度異常，進而給治療帶來新的困難。

◎阿德福韋　是第二個批准用於治療慢性B型肝炎的口服藥物，抗病毒療效與拉米夫定類似。耐藥毒株出現較慢，約按2%比例增加。尚未發現與拉米夫定交叉耐藥現象，對拉米夫定治療出現變異耐藥的病例有效；長期服用產生的耐藥突變率低，但對腎臟有潛在的毒性。

◎恩替卡韋　主要優點與阿德福韋相同。其主要由腎臟排出體外，腎功能不全可能會影響對該藥物的清除。恩替卡韋的長期有效性與安全性尚待評估。

◎替比夫定　是2006年美國FDA批准的新型核苷類藥物。臨床試驗表明，它具有比拉米夫定和阿德福韋更強的抗B型肝炎病毒的作用。其清除主要由腎臟代謝來完成。是安全性較好的藥物。其2年累計的耐藥率為7.3%，遠較拉米夫定低。

◎苦參素　國內資料初步顯示，其對慢性B型肝炎的抗病毒治療有一定效果。但是，由於臨床應用時間不長，尚難對其抗病毒療效及其安全性做出最終的評價。

專家提示

干擾素的使用有著嚴格的適應性和禁忌性，在使用過程中也可能出現種種不良反應，因此，應在醫生的監測下使用。

你知道嗎？

B型肝炎病毒帶原者應該怎麼辦？

一般來講，無症狀、肝功能正常的B型肝炎病毒帶原者暫不需要特別的藥物治療。應每3～6個月檢測肝功能、B超、B型肝炎病毒標誌物等指標；待時機成熟時，及時進行抗病毒治療。在日常生活中，B型肝炎病毒帶原者要養成良好的生活習慣，戒菸戒酒，忌高糖高脂食物，不濫服藥，不過度勞累，適當運動；心理上不要有壓力，要像正常人一樣生活。

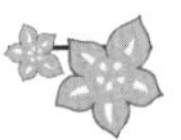

B型肝炎「大三陽」的治療方法

怎樣治療B型肝炎大三陽呢？專家指出，治療B型肝炎大三陽前，先要分清帶原者和急、慢性肝炎以及是否是初次感染。

慢性帶原者

這類患者暫時不用治療，只需每半年或一年復查一次肝功能、做一次肝脾B超即可，因為此時體內的免疫處於耐受階段，即病毒和人體的免疫系統處於一種相安無事、平衡的狀態。如果患者有輕度的不適症狀，可用中藥階段性調理。

帶原者可能是終身的，也可能於某一時期在內外環境（如勞累、嗜酒、感冒、精神打擊等）的刺激下轉變為急、慢性肝炎階段。

急、慢性肝炎

在肝功能、B超不正常且有進展的情況下，不進行治療會有逐漸往肝纖維化、肝硬化甚至肝癌方向發展的可能，也有自癒的可能。人體對病毒的免疫反應（也就是已經打破了免疫耐受，從帶原者階段進入到急、慢性肝炎階段）導致了肝功能的反覆波動，免疫反應激烈的可表現為急性肝炎，也有可能自癒；而多數人免疫反應時強時弱，就表現為慢性肝炎肝功能反覆波動、B超逐漸進展，免疫系統不能發揮完全的免疫清除功能，導致肝臟細胞反覆受損，有些人會逐漸往肝纖維化、肝硬化甚至肝癌方向發展，隨著病毒的不斷清除和肝細胞的不斷受損，表現為這樣一種現象：有些人在肝纖維化、肝硬化甚至肝癌階段出現了病毒轉陰，但在肝硬化甚至肝癌階段肝損傷已經不可逆轉，病情還會繼續。因此，在肝功能、B超出現不正常的早期，非常有必要進行治療。

在治療過程中，一定要注意下面這些問題。

免疫反應和肝細胞保護之間的取捨是個難題，需要在治療中權衡。但免疫反應有個限度，人體不會做消滅自己的事情。

瘢痕和修復之間是動態的，有些肝硬化的發生不可避免，但由用藥可以延緩進程，這也是治療的意義。

在急、慢性肝炎階段，專家不主張所謂的保肝降酶療法，因為肝細胞不需要特殊保護，人體可以進行自我修復，有時為了清除病毒需要犧牲部分肝細胞，這好比個人利益要服從國家利益的意思一樣，保肝降酶藥使用不當會干擾中西藥抗病毒的效果。當然，若用其他藥無法達到預期效果時，保肝降酶藥是能派上用場的。

初次感染者

所謂初次感染是指三個月前或半年、一年前化驗兩對半是陰性，而近期化驗出現陽性的病例，如肝功能、B超正常，可以按帶原者來進行觀察。

需注意的是，感染B型肝炎病毒的年齡和B型肝炎的發病及慢性化有著密切的關係。

專家提示

慢性B型肝炎患者應接受的事實是B型肝炎的終身性。目前B型肝炎治療沒有特效藥，拉米夫定、阿德福韋 、恩替卡韋、替比夫定等都不是，中藥也不是，但這些藥可以控制B型肝炎的進展，尤其是中藥更具有安全性，慢性B型肝炎患者可以根據自己的經濟能力選擇中藥、西藥或中西醫結合的方式進行治療，並應把生活調節作為重要的一環來配合治療，往往會有滿意的效果。

不要忽視B型肝炎疫苗接種

B型肝炎是長期危害我國人民健康的重大疾病之一，B型肝炎病毒感染是引起慢性肝炎、肝硬化和原發性肝癌的重要原因，為了有效地防止B型肝炎的發生和流行，達到最終消滅疾病的目的，千萬不要忽視B型肝炎疫苗的接種。下面介紹一些B型肝炎疫苗接種的知識。

B型肝炎疫苗的注射方式

基礎免疫共3次，每次一針，以後假如再打加強針，則一針就可。重點應用人群有兩部分，一部分是新生兒，一部分是成年人。如果新生兒的父母均沒有B型肝炎，該新生兒在出生後應儘快給予基因工程B型肝炎疫苗1支肌肉注射，注射部位為上臂三角肌（兒童、成人都一樣）；1個月後，再打1支；6個月後再打1支，一共3針，這種方案稱為0、1、6方案。

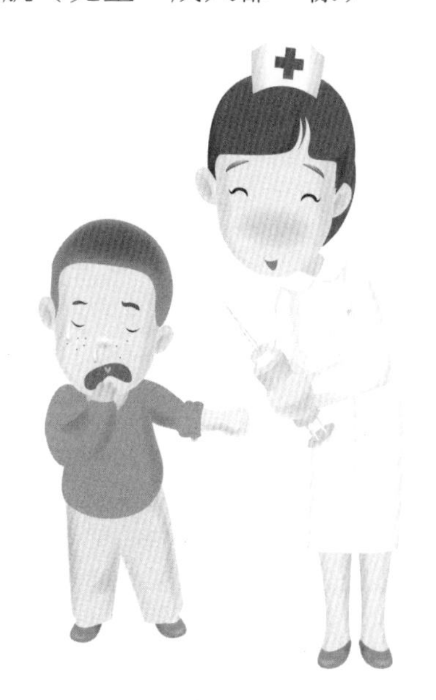

現在的新生兒都實行計畫免疫，免費接種，新生兒一出生就接種B型肝炎疫苗，基本可以確保將來不得B型肝炎。對於幼兒來說，一般入託前還要再做B型肝炎兩對半檢查，檢測有無B型肝炎表面抗體，如果沒有抗體就要再打一次加強針。

接種B型肝炎疫苗時的注意事項

注射前必須將瓶內的疫苗搖勻，變成透明乳白色；接種前需詢問過敏史和病史，過敏性體質和患有變態反應性疾病者慎用；接種時間：新生兒第一針必須在出生後24小時以內接種，越早越好，如出生後48小時以後注射，預防效果就會降低；接種者如有發熱、嚴重感染或其他嚴重疾病，應暫緩接種。

注意注射後的副作用

一般情況下，打了B型肝炎疫苗後不會影響日常工作和生活，至今尚未見有關於注射後引起嚴重副作用的現象，只有少數人出現接種部位紅腫、硬結、疼痛，手臂酸重或發熱、噁心、嘔吐、乏力、皮疹等與一般疫苗接種大致相仿的輕微反應，多在1～3天不治自癒。

專
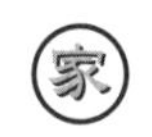

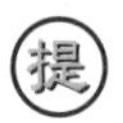

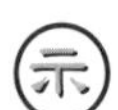

成人打疫苗前應先進行化驗，一定要檢查B型肝炎病毒表面抗原、表面抗體和核心抗體，化驗結果顯示B型肝炎這三系統均為陰性、轉氨酶正常，即可進行B型肝炎疫苗接種。

你知道嗎？

新生兒必須接種B型肝炎疫苗

B型肝炎疫苗是預防B型肝炎的有效製劑，是阻斷母嬰間B型肝炎病毒傳播的最佳措施。我國B型肝炎接種的關鍵人群是新生兒，這是因為幼嬰的免疫功能尚未成熟，肝細胞的分化代謝處於幼稚階段，一旦B型肝炎病毒入侵，病毒的去氧核糖核酸就能整合到肝細胞染色體基因中去。整合後的含B型肝炎病毒的肝細胞，非但不受細胞和體液免疫的攻擊，而且能繼續增殖形成克隆，向肝癌方向分化。由此可見，預防母嬰間B型肝炎病毒的傳播非常重要。經過多年的探索，當前國內外阻斷母嬰間B型肝炎病毒傳播的最佳措施是：B型肝炎病毒高效價免疫球蛋白（HBIG）與B型肝炎疫苗結合使用，因此新生兒必須接種B型肝炎疫苗。

B型肝炎患者用藥應把握「適當」原則

調查研究發現，臨床上有20%～30%B型肝炎患者病情加重與不合理用藥有關。因此，要想早治好B型肝炎，就要適當用藥。

B型肝炎患者合理用藥的適當性原則主要體現在以下數方面。

適當的藥物

根據疾病與患者機體條件，權衡多種利弊因素，選擇同類可選藥物中最為適當的藥物，使藥物的藥理效應與藥代動力學特點都能滿足治療的需要，並注意藥物與機體之間的相互關係和藥物之間的相互作用，使藥物的藥理作用能轉變為治療作用。例如早期肝硬化患者，肝功能處於代償階段，此時選擇、使用抗病毒藥物、抗肝纖維化藥物，療效最好。

適當的劑量

用干擾素治療B型肝炎非常普遍，且十分講究劑量的把握，一般認為中國人的合適劑量為500萬～600萬單位／次，隔日使用一次。如果劑量太小，難以奏效；如果劑量太大，藥物毒副作用過強，患者身體難以承受。適當的給藥劑量極為重要，必須強調因人而異的個體化給藥原則。現在不少藥物都按患者的體重給藥，更加合理。

適當的時間

要遵循具體藥物的藥代動力學和時辰藥理學的原理，根據藥物在體內作用的規律，設計給藥時間和間隔，以保證血藥濃度的均值上限不高於出現毒性的濃度水準，下限不低於有效濃度水準。例如，長效干擾素每週使用一次，可以確保一週內患者血液中的藥物濃度基本保持在有效範圍內，這樣可以給患者減輕不少痛苦。

適當的給藥途徑

必須綜合考慮用藥目的、藥物性質、患者身體狀況以及安全、經濟、簡便等因素。口服給藥既便利又經濟，而且患者受痛苦少；靜脈滴注應當掌握好適應症，輕易不提倡採用。

適當的療程

按照治療學原則，規定藥物治療的週期。B型肝炎抗病毒治療和抗肝纖維化治療都是需要長期堅持不懈地進行的，例如試用拉米夫定和干擾素治療B型肝炎，療程需要在1年以上，療效明顯時，不能擅自停藥，必要時應延長治療，以獲得穩定持久的療效。但是有些藥物卻不宜長期使用，應避免延長給藥時間，減少蓄積中毒、病毒耐藥性、藥物依賴性等不良反應的出現。例如B型肝炎患者一旦感冒發熱，使用抗生素等一定要採取「短、平、快」的原則，做到病除藥止。

適當的治療目標

目前根治B型肝炎尚不現實，但是不少患者期望值甚高，他們抱著不惜一切代價，也要徹底治好B型肝炎的願望，輾轉四方求醫。患者往往希望藥到病除，徹底根治疾病，或者不切實際地要求使用沒有毒副作用的藥物，這些都是不可取的。需要注意的是，藥物治療的目標需要在實施者和接受者之間達成共識。醫患雙方都應採取積極、客觀和科學的態度，正視現狀，確定雙方都可以接受的、現實條件下可以達到的用藥目的。目前能夠達到的治療目標應該是抑制病毒複製，維護好肝功能，減輕肝組織纖維化程度，延緩或控制病情向肝硬化、肝癌方向發展。

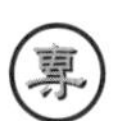

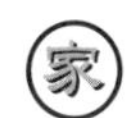

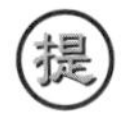

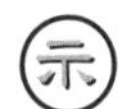

B型肝炎患者的病情反覆無常，用藥不斷，不少患者已經因病致貧。因此B型肝炎患者用藥一定要精打細算，少花冤枉錢。

慢性C型肝炎的治療之本——抗病毒

我國傳染病疫情資訊顯示，目前我國C型肝炎發病率上升迅速，在新一代人群中，C型肝炎的發病率已超過B型肝炎。由於C型肝炎病毒可在慢性C型肝炎患者的肝臟內大量繁殖，導致肝臟的慢性炎症壞死，久而久之，這種肝臟的慢性破壞可導致瘢痕形成，也就是醫學上所稱的

「肝纖維化」，再進一步則可發展為肝硬化甚至原發性肝癌。因此，C型肝炎的治療不容忽視。

那怎樣才能治療C型肝炎呢？

其實，慢性C型肝炎的治療之本就是抗擊C型肝炎病毒。

要想徹底清除人體內的C型肝炎病毒，依目前的醫學水準和醫療條件還無法達到。因此，C型肝炎抗病毒的治療是最大限度地抑制或壓抑C型肝炎病毒的繁殖，即使血液中的病毒轉陰。這樣也能延緩或減輕肝臟的受損程度，從而儘量避免其發展為肝硬化、肝衰竭或肝癌，同時還能改善生活品質。

C型肝炎抗病毒治療的發展經過了三個重要階段。第一階段是α-干擾素在臨床上的應用；此後α-干擾素聯合利巴韋林（過去稱「病毒唑」）可以顯著提高抗病毒的效果，因此，利巴韋林作為聯合治療用藥成為C型肝炎抗病毒治療的第二個階段；2003年聚乙二醇化干擾素聯合利巴韋林的治療方案，達到了目前C型肝炎抗病毒治療的最高療效，是C型肝炎抗病毒治療的第三個發展階段。

如果治療正確，可使3／4的C型肝炎患者獲得持續的抗病毒應答。

你知道嗎？

哪些C型肝炎患者不需要進行抗病毒治療？

研究表明，並不是所有的C型肝炎患者都需要進行抗病毒治療。經過化驗證明，血液中的C型肝炎病毒核糖核酸（HCV RNA）陽性的患者才需要進行抗病毒治療。而那些單純C型肝炎病毒抗體（抗-HCV）呈陽性，但是HCV RNA呈陰性的患者，一般認為是既往發生的C型肝炎病毒的感染，或處於病情的恢復期，或病程的穩定狀態，一般不需要進行抗病毒治療。

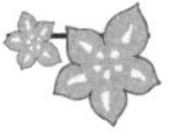

藥物性肝病的治療方法

目前，還不清楚藥物性肝病的發病機制，因此，有效的治療藥物性肝病的方法亦不明確。目前臨床上經常採用下面這幾個方法來治療藥物性肝病。

停用引起肝損傷的藥物

停用引起肝損傷的藥物後，大多數人的肝功能可逐漸恢復，而不需要進行特殊治療。然而，令人感到遺憾的是，在更多的情況下，難以明確究竟是哪種或哪幾種藥物引起了肝損傷。即使引起肝損傷的藥物可以明確，但該藥物又非常重要且不能停用或換用，醫生只能採取「妥協」的措施，將「肇事」藥物減量使用，同時加用一些具有保護肝細胞作用的藥物。

促進有害藥物的代謝和清除

對於已經明確引起肝損傷的藥物，當此藥的血藥濃度很高時，可採用血液透析、腹膜透析、血漿置換、血漿灌流等方法將有害藥物快速排出。

同時還可應用一些解毒劑，如非特異性解毒劑還原型谷胱甘肽（GSH）、N-乙醯半胱氨酸、甾體類激素、熊去氧膽酸（UDCA）、S-腺苷蛋氨酸、多烯磷酯醯膽鹼等，治療藥物性肝病。

應用肝細胞保護劑

在我國，保肝藥大多為中成藥，目前被廣泛地應用於治療藥物性肝病。這些藥物包括多烯磷酯醯膽鹼、甘草甜素類、UDCA、水飛薊素、門冬氨酸鉀鎂等。

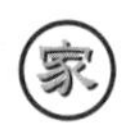
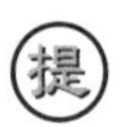
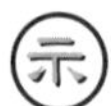

專家提示

許多人認為中草藥使用起來安全可靠，其實這種觀點是錯誤的。我國歷代的醫書中都指出了中草藥的毒副反應。如果有人長期或超量服用薑半夏、蒲黃、桑寄生、山慈姑等，可能出現肝區不適、疼痛、肝功能異常等症狀。

肝癌的治療方法

肝癌的致死率在所有癌症中位居第三，病死率極高。當確定患者為肝癌後，應該採取什麼樣的治療方法呢？

外科手術治療

外科手術治療仍是目前治療肝癌的首選方法。近年來由於肝癌的早期診斷、定位診斷、腫瘤生物學及肝癌外科若干概念的更新進步，使肝癌外科治療效果有了明顯的提高。其治療方法主要包括以下幾種。

◎**手術切除治療：**直徑小於3公分的小肝癌，沒有明確的轉移灶，其最佳治療方法就是外科手術切除。

◎**不能切除的術中各種局部治療：**主要包括術中肝動

脈門靜脈化療並結紮；置入式注藥泵輸注化療；術中置入式微波輻射治療；術中冷凍治療；術中電化學治療；三苯氧胺加肝臟灌注化療；肝癌的序貫治療。

放射治療

近年來隨著放射物理學和放射生理學的研究與發展，放療設備也有了發展，採用鈷60 γ射線或電子直線加速器的X光、高能射線等，對肝癌的照射方法和範圍也有了改進，由原來的全肝照射—局部照射—全肝移動放照射—手術定位局部照射和超分割照射等，使肝癌放療效果有了明顯的提高，副作用則降到最低水準。放射治療主要包括體外放射治療和體內放射治療。

化學藥物治療

95%的肝癌患者在診斷時已失去了手術的機會，這使得多數的肝癌患者只能依賴於化學藥物的治療。以往，人們對肝癌的化療評價並不高，尤其是全身給藥療效甚微，近年來由於化療的給藥途徑變成了行肝動脈化療並栓塞，使肝癌的化療效果有了明顯的提高。目前認為插管化療優於全身聯合化療，聯合化療優於單藥化療。肝動脈插管化療被認為是不宜進行手術治療的肝癌患者的最好療法。

介入放射學治療

經皮腔超選擇性肝動脈灌注化療和栓塞的介入放射學技術在肝癌的治療中發揮著至關重要的作用。無論是早期局限性肝癌或是中晚期肝癌的治療，此介入放射學技術都是必不可少的決定性的治療方法。

免疫治療

國內曾先後試用過卡介苗、小棒狀桿菌、左旋咪唑、瘤苗、胚胎細胞、胸腺素、轉移因子、免疫核糖核酸等，但均未獲明顯療效。近年來應用較多的有干擾素、白細胞介素-Ⅱ、淋巴因子啟動的殺傷細胞等，單用或聯合其他療法可不同程度地提高肝癌的治療效果。

無水酒精注射治療

近年來，關於在B超引導下無水酒精注射治療肝癌的臨床報導很多。此種療法在縮小病灶、控制和延緩腫瘤生長方面有著較明顯的效果，由於採用此療法不需特殊條件，操作方法簡便，併發症少，患者痛苦小，費用低，所以臨床使用非常普遍。

鐳射動力學治療

超聲引導下進行肝癌局部鐳射照射並同時注入化療藥物，在治療肝癌方面取得了較好的效果。

超聲引導下微波凝固治療　此種療法適用於小肝癌。

導向治療

導向治療是利用一種對肝癌有特殊親和力的抗體或化合物做「載體」，或由物理作用導向（如磁），或由腫瘤血管特異性導向（如碘油），再與有殺傷腫瘤作用的「彈頭」（放射性核素、化療藥物、毒蛋白、BRM等）製成交聯物，以達到較多殺傷腫瘤而較少損害正常組織的目的。

專家提示

目前醫學界的最新觀點認為，原發性肝癌是一種慢性疾病，有許多治療的方法。原發性肝癌患者在日常生活中應注意保持一種較為平靜的心態，注意避免情緒的過分波動，積極配合醫生進行治療。

清除脂肪肝的方法

調查發現，我國脂肪肝患者的數量越來越多。在肥胖人群和糖尿病患者中，約50%的患者會有不同程度的脂肪肝。慢性脂肪肝如不及時進行治療，部分可發展為肝纖維化和肝硬化，嚴重影響人們的健康。怎樣才能控制脂肪肝，讓自己保持健康呢？

去除脂肪肝病因

去除病因是清除脂肪的關鍵。因長期酗酒、酒精中毒所致的酒精性脂肪肝患者應戒酒；肥胖性脂肪肝患者應有效地控制體重；糖尿病性脂肪肝患者應積極地治療糖尿病；營養失調性脂肪肝患者應平衡膳食，不可使某些營養物質攝入過度，也應避免某些營養物質缺乏；藥物或毒物所致的脂肪肝患者，應慎用或不用皮質激素、四環素等藥物，同時應避免接觸黃磷、四氯化碳等毒物。

只有在積極、有效和長期去除脂肪肝病因治療的前提下，才能使脂肪肝出現根本的轉機，甚至恢復正常。

選用適合自己的去脂藥物

近幾年來，醫學界發明了很多新的去脂藥物，療效都非常顯著，現分別介紹如下。

◎非諾貝特：該藥被認為是最優秀的第三代苯氧芳酸

類製劑，適用於糖尿病伴高血脂症、脂肪肝患者。

◎多烯磷酯醯膽鹼：可使脂肪細胞退化，使脂肪細胞減少50%以上，並能改善肝內循環及微循環，是治療脂肪肝的有效藥物之一。

◎必降脂：這種藥物適用於高血脂症。肝膽疾病患者、嚴重腎功能障礙患者禁用。

中成藥治療脂肪肝的效果也不錯，常用的有以下幾種。

◎銀杏葉片：銀杏葉片有降低膽固醇、甘油三酯，升高高密度脂蛋白，改善血流動力學中某些指標等作用，故適用于治療高血脂症。

◎康靈合劑：由黃芪、荷葉、山楂、首烏、延胡素組成。適用於肥胖性脂肪肝。

◎降脂片：何首烏、黃精、桑寄生各等份，研細末，蜜煉為丸。

脂肪肝患者注意自我保健

預防和治療脂肪肝的最佳方法是運動療法，可以選擇醫療體操、步行、跑步、自行車、游泳等體育項目，要以耐力性鍛鍊為主。加強運動可促使脂肪分解，在減肥的同時增強體質。

此外，脂肪肝患者還應注意飲食，調整自己的飲食結構，使飲食結構科學合理，攝入體內的營養均衡。

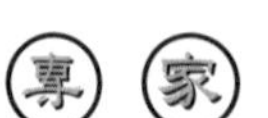
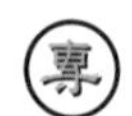
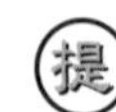
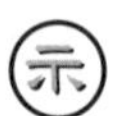

專家提示

蔬菜中的大蒜、芹菜、紫菜、香菇、海帶等

有去脹作用，在日常生活中，脂肪肝患者可增加這類食物的食入量。

你知道嗎？

脂肪肝患者要多運動

運動可啟動骨骼肌和脂肪組織中的脂蛋白、脂肪酶，使低密度脂蛋白與高密度脂蛋白相互平衡轉移；運動還可使血清中的甘油三酯和游離脂肪酸水準降低，促進膽固醇的分解；運動還可增加葡萄糖的耐量，使人體保持穩定的健康體重；運動還可消耗體內過多的熱能。因此，脂肪肝患者應該多運動。

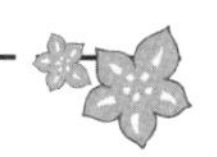

肝炎患者應禁用的藥物

肝臟是人體解毒和排泄的重要器官，當肝臟出現病變時，解毒、排泄功能會減退。藥物進入人體，都要經過肝臟加工處理後才能發揮作用，因此，藥物和肝臟的關係非常密切。由於藥物的成分多種多樣，許多藥物對肝臟有直接或間接的毒性損害，因此，我們非常有必要瞭解哪些藥物需經肝臟解毒；哪些藥物毒性較大，不能服用。

目前常用的藥物中能引起肝損害的有以下幾類，肝炎患者應禁用這些藥物。

金屬類藥物　如銻、汞、砷等。

麻醉鎮靜藥　如乙醚、氯仿、嗎啡、冬眠靈、巴比妥類安眠藥，以及苯妥英鈉等抗癲癇藥。

解熱鎮痛藥　如保太松、複方阿斯匹林、撲熱息痛及消炎痛等。

抗菌藥物　如磺胺類、呋喃類、四環素、氯黴素、紅黴素、氨苄青黴素、先鋒黴素等。

抗結核藥　如異菸肼、對氨水楊酸鈉、利福平等。

其他　如驅蟲藥、抗癌藥、利尿藥（如雙氫克尿塞、利尿酸）等。

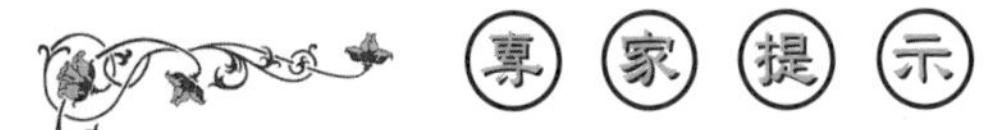

肝炎患者為了保護肝臟，減輕肝臟負擔，應儘量少用藥物，可用可不用的藥儘量不用。必須應用時，以選擇毒性較低的為宜。

不要陷入肝病治療的誤區

肝病患者在治病期間，往往由於對自身病情認識不夠或聽取一些不準確的傳言，而導致病情加重，部分患者甚至會發展為肝硬化或原發性肝癌。在臨床治療中，肝病患者會陷入哪些治療誤區呢？

誤區一：不重視抗病毒治療

一些B型肝炎病毒帶原者認為自己終身不會發病，這種錯誤的認識促使一些本應接受治療的慢性肝病患者認為抗病毒治療無關緊要，只要在肝功能出現反常時服用一些降酶藥物就可以了。他們不願就醫，也不配合醫生的系統治療，更有甚者放棄定期的肝功能和病毒學指標的檢測，直到病情危急時才想到就醫，但這時往往已發展到了重型肝病或肝硬化晚期，治療效果往往不會很理想。

誤區二：肝功能正常的人隨便用藥

一些肝功能正常的人為了清除B型肝炎病毒而自行購藥治療，儘管在治療的初期可以達到HBV DNA轉陰的結果，但停藥後仍會再次升高，結果導致病毒發生耐藥性，甚至在患者真正需要抗病毒治療時，已無法選擇有效的治療藥物。因此，患者自行購藥治療是十分錯誤和危險的，應在醫生的指導下用藥。

誤區三：肝硬化病毒治療已晚

一些發展為肝硬化的肝病患者，有時甚至會出現腹水、消化道出血、肝昏迷等肝功能失代償的現象。於是他們便錯誤地認為，抗病毒治療已無濟於事，因此就對治療失去了信心。事實上，近幾年來，抗病毒治療的臨床研究在國內外均有開展，其中最為權威的研究結果表明，抗病毒治療可以阻止肝硬化患者的肝病進展，減少發生肝癌的風險。還有一些準備接受肝移植的失代償期肝硬化患者，在手術前接受了拉米夫定的治療後，多數患者肝功能明顯好轉，甚至達到了暫緩手術的效果。

誤區四：盲目聯合用藥

為了清除肝病病毒，一些患者盲目聯合服用多種抗肝病病毒的藥物。實際上，一些藥物的作用機制是相同的。還有一些藥物，雖然它們的作用機制不同，但經過近些年的臨床研究，並沒有看到聯合用藥比單一用藥效果更好。因此，近年來多數專家認為，肝病的抗病毒治療藥物不應盲目、單一應用，而應採取一種抗病毒藥物使用一段時間後再換另一種藥物的序貫治療方法。

誤區五：心理上過度害怕

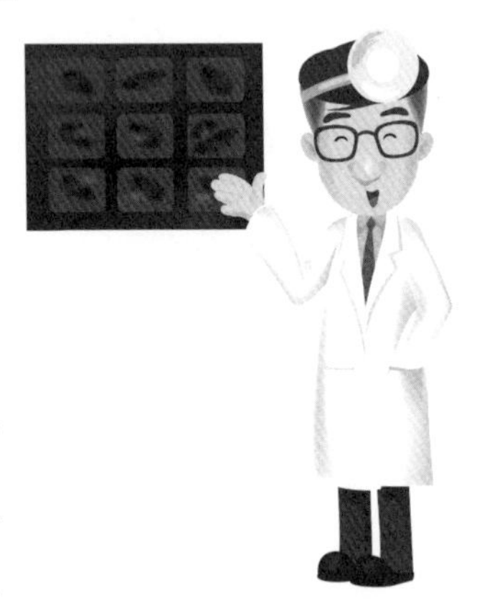

一些HBV DNA滴度很高的患者，肝功能長時間異常，因此不敢使用抗病毒藥物進行治療，過度害怕病毒發生變異。但事實上，病毒變異是很正常的事。

對於肝病病毒來說，若長時間使用一種抗病毒藥物，病毒就會發生變異，並對這種藥物產生耐藥。一旦病毒對某種藥物耐藥後，就應選用其他藥物繼續進行治療，使病毒持續受到抑制，阻止肝纖維化的進展，為進一步的治療或等待更有效的藥物爭取時間。

專家提示

許多肝病患者喜歡道聽塗說，當聽到有人有「祖傳秘方」或「治肝病特效藥」時往往如獲至寶，花很多錢去買，最終使自己的身體和錢財都受到了損害，因此，治療肝病一定要到正規醫院。

肝硬化的治療

肝硬化是由不同病因引起的肝細胞廣泛變性、壞死、纖維組織彌漫性增生，肝細胞再生結節和假小葉形成的一種慢性肝病。失代償後主要表現為肝功能減退、門脈高壓等多種併發症。如果肝硬化得不到及時的治療，會有轉發為肝癌的危險。那麼，怎樣治療肝硬化呢？

肝硬化的一般治療：患者處於代償期可以參加一些輕微勞動，但是應該避免疲勞；失代償期以臥床休息為主，可進行適當的活動。

營養療法對於肝硬化，特別是營養不良的患者降低病殘率及死亡率有很大的作用。沒有併發症的患者，以高熱量、高蛋白質、富含維生素及易消化的食物為宜。

有肝性腦病先兆時，應限制或禁食蛋白質。有腹水者應該限制鹽或無鹽飲食，嚴禁飲酒。

食管靜脈曲張者，應該禁食堅硬及粗糙食物。對於食慾缺乏、噁心、嘔吐、進食量少的患者，宜給予靜脈高滲葡萄糖並加入維生素C、胰島素、氯化鉀。病情較重者應該給予白蛋白、複方氨基酸或鮮血，同時應注意保持水、電解質、酸鹼平衡。

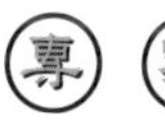

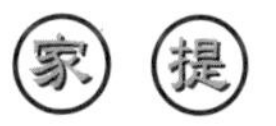

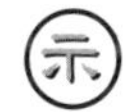

肝硬化患者在治療過程中一定要與醫生密切配合，嚴格遵照醫囑進行治療和日常的生活護理。

你知道嗎？

肝硬化常會發生哪些併發症？

肝硬化常會併發下面這幾種疾病：

上消化道出血　為本病最常見的併發症。

脾功能亢進　表現為血小板、白細胞明顯減少。

腹水　由於白蛋白減少導致腹水形成，常會併發雙下肢浮腫。

肝性腦病　是肝硬化最常見的死亡原因。

肝癌　肝硬化是肝癌產生的土壤。

藥物性肝損傷患者的營養療法

藥物性肝炎是指由於藥物或其他代謝產物引起的肝臟損害。一旦發現自己得了藥物性肝炎，應馬上停用相關或可疑的藥物。具體應這樣做：臥床休息，吃含有高蛋白、豐富維生素B、維生素C的飲食，以保證足夠的能量供應；黃疸較深的藥物性肝損傷患者，應靜滴葡萄糖、維生素C，維持電解質平衡。

藥物性肝病是由藥物的毒副作用所引起的，所以採用營養療法的目的是修復受損的肝細胞，恢復肝功能，減緩併發症的發生。

藥物性肝損傷患者應遵循各種營養素供給的原則：

能量：30～35千卡／公斤標準體重。

蛋白質：1.0～1.2克／公斤標準體重。

脂肪：0.8～1.0克／公斤標準體重。

碳水化合物：300～400克／日。

維生素和礦物質：膳食中應供給豐富充足的維生素和礦物質，必要時可補充維生素製劑。

藥物性肝損傷患者要慎重考慮藥物的選擇和劑量，用藥期間還應密切觀察藥物的各種不良反應，定期檢查血常規和肝功能等。這樣做才不會加重自己的病情。

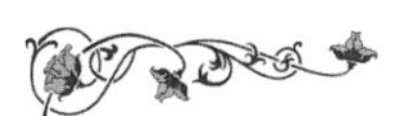
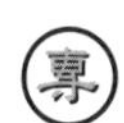

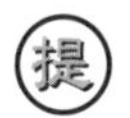
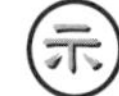

採用營養療法來治療肝病，要先學會計算標準體重。標準體重的計算公式為：標準體重（公斤）＝身高（公分）－105。

脂肪肝患者的營養治療方案

現在，許多醫生都建議脂肪肝患者採用營養療法來進行治療。那麼，脂肪肝的營養療法是怎樣的呢？

脂肪肝營養療法的目的是通過對總熱量及脂肪、碳水化合物等營養素的攝入量來調節與控制人體內的脂肪，以避免過多的脂肪沉積在肝臟中，進而阻止脂肪肝的發展和惡化。

瞭解了脂肪肝營養療法的目的，我們還應該掌握各種營養素供給的原則。其原則如下。

能量：對正常體重者為1600～1900千卡／日，超重者每日每公斤體重供給17～25千卡。

蛋白質：100～120克／日。

脂肪：40～50克／日。

碳水化合物：250克／日。

維生素C：60毫克／日。

維生素E：10毫克／日，膳食中應供給豐富的各種維生素。

限制食鹽：每天不超過6克。

適量飲水：以促進機體代謝，同時促進代謝廢物的排出。

脂肪肝患者可多吃下面這幾種食物：燕麥片、鮮玉米、海帶、芹菜、木耳、香菇、蘋果、梨、大棗、豆腐、豆漿、優酪乳及各種蔬菜。

那些富含甲硫氨基酸的食物如小米、莜麥、芝麻、油菜、菠菜、菜花等，脂肪肝患者也應多吃。因為這類食物可促進人體內磷脂的合成，協助肝細胞內脂肪進行轉變。

脂肪肝患者不宜多食辛辣刺激的食品，少食肉湯、雞湯、魚湯等含氮浸出物高的食品。嚴禁飲酒。主食做到粗細搭配，多用蔬菜、水果和藻類，以保證攝入足量的膳食纖維。

專家提示

目前脂肪肝的治療仍以去除病因為主，減重、飲食治療並輔以藥物治療，可有效地控制病情的進一步發展，並可使脂肪肝發生逆轉。

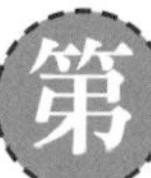

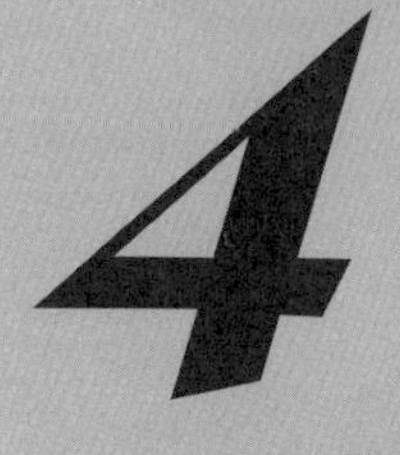

第4章 健康生活　遠離肝病

肝病的發生、發展與日常的生活習慣有著密切的聯繫，良好的生活習慣對於肝病的預防與治療都有著重要的作用。

健康測試

你的生活方式健康嗎？

在日常生活中，由於一些不良的生活習慣或自己的疏忽大意，很可能讓肝臟成為最大的受害者。因此，無論是健康人還是肝病患者，在日常生活中都要注意養成健康的生活方式，來養肝、護肝。

你的生活方式健康嗎？不妨做做下面的測試來檢測一下吧。根據自己的實際情況選擇答案。

1. 你是怎樣準備早上上班所需要的東西的？

A. 前一天晚上一一準備好（3分）

B. 家中所放的東西隨時都井井有條，隨時即可拿取（1分）

C. 每天早上要花很長時間找（5分）

2. 如果你打算明天早點起床，你會怎樣做？

A. 預先定好鬧鐘（3分）

B. 請家人喊自己（1分）

C. 自己相信到時能醒來（5分）

3. 早上醒來後你會怎樣做？

A. 從容起床，做些輕微的鍛鍊，再著手做要做的事（3分）

B. 立刻跳下床開始工作（1分）

C. 估計時間還來得及，在被窩裏再「舒服一會兒」（5分）

4. 你是怎樣安排你的早餐的？

A. 有稀有乾，細嚼慢嚥（3分）

B. 不管冷熱乾稀，吃幾口就走（1分）

C. 因時間來不及，下頓再補（5分）

5. 你是怎樣掌握你動身上班的時間的？

A. 提前一點時間到達（3分）

B. 不快不慢，準時到達（1分）

C. 非常慌張，有時遲到（5分）

6. 不管自己的工作多重、任務多忙，你都會和同事們開開玩笑、說說笑話，是這樣的嗎？

A. 有時這樣（3分）

B. 每天這樣（1分）

C. 很少這樣（5分）

7. 如果和朋友、同事對某一問題的認識發生了分歧，你會怎樣做呢？

A. 堅持己見，一直爭論不休（5分）

B. 認為沒必要爭論而保持沉默（3分）

C. 表明自己的觀點後就不再爭論（1分）

8. 你的業餘時間和節假日是怎樣度過的？

A. 事先無打算，憑即興想法度過（5分）

B. 事先有安排（1分）

C. A、B兼有（3分）

9. 你每晚就寢的時間是怎樣安排的？

A. 憑自己的興趣（5分）

B. 把事情做完之後（3分）

C. 大體在同一時間（1分）

10. 你對文體活動的態度是怎樣的？

A. 不感興趣（5分）

B. 只以一個旁觀者的身份參加（3分）

C. 只要有可能，從不放過（1分）

11. 如果你的身體出現不適，你會怎麼辦呢？

A. 不當一回事，等堅持不住了再去看醫生（5分）

B. 自己隨便找些藥服用（3分）

C. 馬上去看醫生，瞭解病情並及時進行治療（1分）

12. 接待來訪客人、會見朋友對你來說意味著什麼呢？

A. 增加了不快和煩惱（5分）

B. 浪費時間（3分）

C. 增進瞭解，活躍生活（1分）

測試結果：

如果你得了12～22分，說明你的生活方式非常健康。你將自己的生活安排得非常科學、合理，這對你從事的工作、學習都會產生積極的影響。而且健康的生活方式也會讓你擁有健康的體魄，不斷獲得充沛的精力。

如果你得了23～46分，說明你的生活方式接近健康。你初步掌握了安排生活的藝術，一般情況下你還能生活自如，但在生活緊張、情緒不佳時會出現手忙腳亂的情況，而且會使自己的身體受到損害。要想使自己的精力更好，你還應對自己的生活方式做些調整。

如果你得了47～60分，說明你的生活方式不健康。可能你還沒有意識到自己的生活方式不健康，自認為生活得不錯。事實上，這種生活方式已使你的身心健康受到了損害，對此毫無察覺是因為你佔有年齡的優勢。你應儘早糾正不良的生活習慣，以使自己有個幸福的晚年。

肝病患者日常護肝小招數

在日常生活中，肝炎患者除了定期進行追蹤檢查、配合醫師進行必要的治療外，還需注意護肝的細節，這也是維護自身健康、減輕肝病的良方。

肝病患者在日常生活中可採取下面這些護肝小招數。

攝取均衡營養

合理的飲食營養對肝病的康復十分重要。可根據患者本人的具體情況和飲食習慣調整膳食。飲食以新鮮天然、均衡最重要，避免攝取不新鮮、發黴、油炸、醃燻、醃漬、罐頭等加工食物。除此之外，還要拒絕酒精，酒精對肝臟的危害在上文中已介紹過，在此不再贅述。

注意穿著

肝病患者易出現皮膚瘙癢的現象，因此，患者的衣著以選擇棉質衣物為宜，棉質衣服可減少衣物與皮膚摩擦所產生的瘙癢感。若肝硬化合併嚴重腹水的患者，則應準備比平時大上1～2號尺寸的衣服較為適宜。

勞逸結合

充分的休息與睡眠是肝病患者的基本保健之道，只要平常覺得精神飽滿，或是活動後不覺得累，就達到了充分休息的狀態。如果始終有睡不醒的感覺或入睡困難等情形，則應該與醫師討論，並做適當的處理。

學會仔細觀察大小便

在日常生活中，肝病患者應留意小便的顏色，若呈濃茶狀，表示可能有肝功能失常或有膽管的問題，應向醫師求教。而肝硬化患者若大便在體內囤積太久，會產生較多的「氨」，易引起肝昏迷。

此外，應隨時觀察大便顏色，若大便顏色呈黑色或柏油狀，應懷疑是否有出血跡象，要儘快就醫診治。

保持好心情

良好的心情是疾病康復的保障，有些人得了肝病後，心事重重、鬱鬱寡歡，思想負擔很重，這對疾病的康復並無幫助。

美好的心情比良藥更能解除生理上的疲憊和痛楚，因此，得了肝病後，首先要調節好自己的心情，保持健康樂觀的精神，以及與疾病作鬥爭的堅強意志和信心，這是戰勝肝病的重要心理因素。

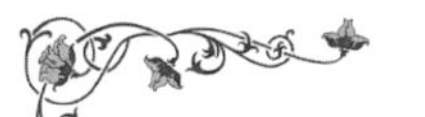

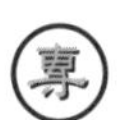
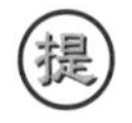
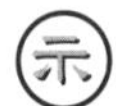

肝病患者心態要平和，遇事要豁達、不緊張、不輕易發怒，從容面對發生的事情，養成良好的心態和為人處事的習慣。

肝炎患者的自我療養法

對肝炎這種慢性疾病來說，在日常生活中要做到「三分治，七分養」。那麼，在日常生活中，肝炎患者應該怎樣進行自我療法呢？

增強自己的信心

肝炎患者應樹立戰勝疾病的信心，保持樂觀的情緒，正確對待疾病，保持心理平衡，這樣才有利於疾病的恢復。

重視衛生問題

這裏所說的衛生問題，包括食品衛生和個人衛生。在日常生活中，我們應該注意食品衛生及個人衛生，防止重疊感染；因為A型、B型、C型、D型、E型肝炎之間均無交叉免疫力，可以發生重疊感染。所以無論患了哪種類型的肝炎，都應注意個人衛生，以防止交叉感染。

注意預防其他疾病的感染

慢性肝炎患者往往機體免疫力低下，在病中或病後極易被各種致病因數感染，如感冒、肺炎、泌尿系統感染、皮膚感染等，這樣對已恢復的病情不利。

定期檢查肝功能

肝炎患者要定期檢查自己的肝功能。如果肝炎患者再次出現乏力、食慾減退、尿黃等情況時必須及時檢查。就算患者精神有了好轉，食慾也好，也並不意味著肝功能完全正常了。不少急性肝炎患者雖然急性期症狀消失了，但肝功能並沒有完全正常。如不堅持治療，就有可能使病程遷延，甚至會導致慢性肝炎。

還有不少慢性肝炎患者在症狀不明顯時，不做定期的復查，卻不知病情仍在慢慢進展，直到發展為肝硬化甚至出現腹水時才來醫院就醫，這時已經晚了。因此我們要定期復查肝功能，為治療提供一定的證據。

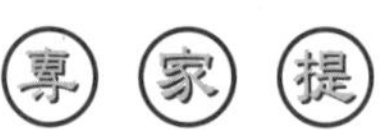

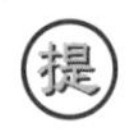

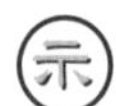

肝炎患者不要隨意用藥，有病亂用藥會增加肝臟負擔，應盡可能少用藥，特別是對肝臟有害的藥物，以達到保護肝臟的目的。

B型肝炎患者宜生活自律

在日常生活中，為了不使自己的病情復發或進一步惡化，B型肝炎患者宜過自律的生活。所謂自律，就是有一些「自己要遵守的紀律」，下面介紹一下在日常生活中B

型肝炎患者應該注意的事項。

心理宜自律

B型肝炎患者要面對現實，不可一味逃避「體內有病毒」的事實；要不悲觀、不自卑，相信科學，不可一蹶不振，或「破罐破摔」，當然，抱著無所謂的態度也不好。

飲食自律

B型肝炎患者不宜吃太多，特別是過多食用肉和糖類。肉類中過多的蛋白質和糖類食物會轉化為脂肪儲藏在人體各部位，其中肝臟也是儲藏的重點部位，長期下去，身體會越來越肥胖，勢必會形成脂肪肝，加重肝臟負擔，促使B型肝炎惡化。

飲酒自律

B型肝炎患者飲酒宜自律。日常生活中各類含酒精飲料的主要成分是乙醇，乙醇在肝臟內可以轉化為乙醛，而乙醛對肝臟有直接的損害作用，使肝細胞發生變性和壞死。因此，B型肝炎患者飲酒會使肝臟雪上加霜，加重病情。

休息自律

B型肝炎患者如果勞累過度會消耗大量營養和氧氣，大幅度減少肝臟能量的供應，削弱肝臟的抗病力，就會使B型肝炎病毒迅速擴散，破壞肝臟功能，直至使肝臟發生不可逆轉的病變。

因此，B型肝炎患者要勞逸結合，適當運動，適當休息，掌握好「度」，活動以不感到疲乏、噁心、腰痛為準，生活要有規律，起居要有常，不要輕易打破良好的生活規律；病情波動期，最好臥床休息，靜養康復。

藥物自律

肝臟是人體重要的代謝器官，所有藥物都要在肝臟內分解、轉化、解毒、代謝，因此亂用藥物勢必會加重肝臟的代謝負擔。而且，各種藥物（中西藥物）成分錯綜複雜，藥物之間的化學及拮抗作用也可能加重肝臟受損程度。

B型肝炎患者捐血時也要自律，這樣可以減少他人感染B型肝炎的機會。B型肝炎患者還需定期復查肝功能和「二對半」，對自己的疾病做到心中有數。這也算是一種自律。

你知道嗎？

B型肝炎患者性生活也要自律

過度縱慾不僅會使血液循環加快，呼吸急促，肌肉緊張，引起大腦皮層長期處於興奮狀態，而且還會耗傷元氣，損害肝腎，產生諸如疲倦、腰酸腿軟、食慾不振、頭暈、耳鳴等症狀，由此可見，對B型肝炎患者而言，恣情縱慾也是加重病情的原因之一，因此B型肝炎患者宜做到情慾自律。慢性肝炎病情不穩定時，一定要禁房事；處於病毒帶原狀態或病情穩定時期的患者，也應該主動控制性生活的頻度。一般說來，青年人每週一次，中年人兩週一次，中年後期每月一次較為合適。如果房事過後，出現疲乏、腰酸、頭暈等症狀，應及時停止性生活。

脂肪肝患者日常生活注意事項

脂肪肝的發生、發展，與不良的生活方式、不良的飲食習慣有著密切的關係。那麼，在日常生活中，脂肪肝患者應該注意哪些事情呢？

吃葷食後不宜馬上飲茶

有人吃完肉、蛋、魚等高蛋白、高脂肪的葷食後，為了去油膩，習慣馬上喝茶，有些人還喜歡喝濃茶。其實，這種做法不符合科學道理。茶葉中含有大量鞣酸，能與蛋白質合成具有吸斂性的靶酸蛋白質，使腸胃蠕動減慢，易造成便秘，並且增強了有毒物質和致癌物質對肝臟的毒害作用，加重了脂肪肝。

生活起居有度

對脂肪肝患者而言，綜合治療是最佳方案。在綜合療法中，積極發揮患者的主觀能動性，合理安排工作與休息，有規律地生活是保證康復的首要前提。眾所周知，脂肪肝患者免疫功能偏低，而調整免疫功能須從多方面著手，患者也要發揮主觀能動性，積極配合治療。如果患者起居正常，吃飯、睡眠、學習、休息、工作和活動都有一定規律，按部就班，養成習慣，適當進行戶外活動，如輕微的勞動、散散步、練練太極拳等，同時保持精神樂觀、情緒穩定，則有助於增加食慾、增強體質、提高身體的免疫功能，促進機體新陳代謝的正常進行，這樣對脂肪肝的恢復就會起到很大的推動作用。

保證充足的睡眠

研究發現，大多數脂肪肝患者往往伴有失眠、情緒不穩定、倦怠、乏力等症狀，因此，對脂肪肝尤其是重度脂肪肝的治療，應著重強調睡眠的重要性。合理、適當的休息能減少體力的消耗，而且能減少活動後的糖原分解、蛋白質分解及乳酸的產生，減輕肝臟的生理負擔。因為臥床休息可以增加肝臟的血流量，使肝臟得到更多的血液、氧氣及營養的供給，促進肝細胞的康復。

需要指出的是，要想保證充足的睡眠，應注意下面這些事項：晚上睡前不要喝濃茶、咖啡或刺激性飲料。晚飯宜清淡，不宜過飽。入睡前可用溫熱水泡泡腳，做幾節保健按摩操，這樣都有利於入睡，以保證睡眠充足。

睡眠姿勢一般以右側臥位為佳，可使心臟不受壓迫，促進胃腸蠕動排空，加上全身肌肉放鬆，可使睡眠安穩、舒適、自然。

保持大便通暢

肝臟是人體內重要的解毒器官，人體內代謝產生的毒性物質如氨、膽紅素、某些激素以及服用的某些藥物、酒精等都要經過肝臟處理後，變成無毒或微毒、易於溶解的物質，並最終從尿或大便中排出體外。同時，一切在胃腸道內消化吸收的物質，都要經過門靜脈運送至肝臟進行加工。很多食物和藥品，在腸內腐敗、發酵，常會產生有毒的物質。當肝臟有病時，解毒能力也會相應地下降。如果患者伴有便秘，會使腸道內細菌繁殖增加，產生大量毒性物質，迫使肝臟負擔加重，以致延緩肝臟功能的恢復。

因此，脂肪肝患者必須保持大便通暢，防止習慣性便秘，以利毒性物質從體內排出，減輕肝臟的負擔。要保持大便通暢，就應儘量多吃含纖維素較多的食物，吃洗淨的水果、蔬菜，同時還應補充充足的水分。

利用可對肝病治療有益的顏色

研究表明，粉紅色的燈光可使肝性發怒的患者鎮靜；粉紅色的小屋可減少鎮靜劑用量，並協助狂躁和有肝性腦病先兆的患者平靜下來；白色、淺藍色的病房有利於減輕肝病患者的心理緊張和對疾病的恐懼感。戶外的綠色樹蔭、嫩綠草坪、風平浪靜的湖水及幽雅的綠色環境，都能促進肝病患者康復。正在進行自我療養的肝病患者可有目的地選擇有利於自己的色彩和環境。脂肪肝患者可常到戶外走一走，欣賞一下大自然秀美的風光，這樣既可愉悅自己的心情，又有助於病情的治療。

注意保護眼睛

肝病患者在進行自我療養時，首先要保護好眼睛。生活中看書勞作超過1小時者，應視遠景5～10分鐘作為休息；做研究或繪畫、雕刻、使用電腦的人員勞作超過2小時，應閉目養神10分鐘作為休息；埋頭伏案，眼睛疲勞時看一看綠色的草坪或樹木，或者極目遠眺，也會解除勞累。實際上，眼睛的疲勞和腦力上的疲勞與身體上的疲勞一樣，均能影響肝病的康復進程。

戒　菸

人人都知道吸菸有害健康，但仍有許多人吸菸。如果脂肪肝患者吸菸，這就會加大肝臟的負擔。因為作為人體解毒器官的肝臟在得了脂肪肝後，其解毒能力已下降，而大量的尼古丁在體內蓄積又加重了對肝臟的損害，肝臟要想充分發揮其解毒功能，就顯得心有餘而力不足了。

營養要全面

脂肪肝患者本來肝臟功能就差，若再缺乏營養，則脂肪肝很難根除。因此，應攝入全面、均衡的營養。

適當補充維生素

肝臟同維生素的代謝有一定的關係。很多維生素是通過肝髒的代謝才轉化成對人體有用的物質的。因此，一旦肝臟染病，功能下降，維生素的代謝當然也會下降。肝臟出現障礙後，即使吃很多的維生素劑，它們也因為無法被代謝而不能轉化成對人體有用的成分，這樣發展的結果就是維生素缺乏症，所以維生素缺乏症有時也是表明肝臟障礙的指標。這樣說來，難道肝臟有障礙的人不管吃多少蔬菜和水果，努力攝入維生素也都是沒用的嗎?當然並非如此。因為即使肝功能下降，維生素也並不是完全不會被代謝了，所以只要攝取比平時更多的維生素，還是可以補充體內維生素的不足的。

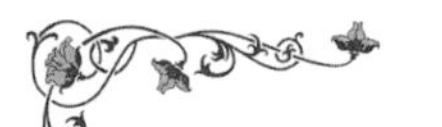
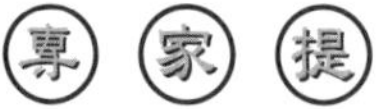
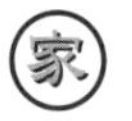
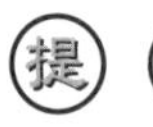

專家提示

脂肪肝患者不宜久臥，久臥會使新陳代謝下降，營養吸收出現障礙，氣血不暢，筋脈不舒。所謂「久臥傷氣」，就是這個道理。

初春時節的養肝計畫

我國傳統中醫認為，初春時節是肝臟功能較為活躍的時期，此時養肝對維護肝臟健康很有必要。

那麼，初春時節，應該怎樣養肝、護肝呢？

多喝水

初春時寒冷乾燥，易缺水，因此應多喝水。多喝水還可補充體液，增強血液循環，促進新陳代謝，同時還可促進腺體，尤其是消化腺和胰液、膽汁的分泌，以利消化、吸收和廢物的排除，減少代謝產物和毒素對肝臟的損害。

飲食均衡

暴飲暴食或經常挨餓的飲食習慣往往會引起消化液分泌異常，導致肝臟功能失調。因此，春季飲食要保持均衡，食物中的蛋白質、碳水化合物、脂肪、維生素和礦物質等要保持相應的比例；同時還要保持五味不偏；儘量少吃辛辣食品，多吃新鮮蔬菜、水果等。

樂觀地對待生活

樂觀使人健康。由於肝喜疏惡鬱，故生氣發怒易導致肝臟氣血淤滯不暢而成疾。要想肝臟強健，首先要學會制怒，即使生氣也不要超過3分鐘，要盡力做到心平氣和、樂觀開朗、無憂無慮，從而使肝火熄滅，肝氣正常生發、順調。如果違反這一自然規律，就會傷及肝氣，久之，就易導致肝病。

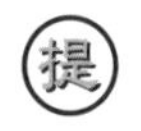
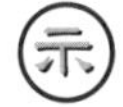

專家提示

初春時節，肝病患者宜穿寬鬆的衣服，披散

頭髮，這樣形體才得以舒展，氣血才不致淤積，才可使肝氣血順暢，達到強身健體的效果。

你知道嗎？

春季要加強對肝病病情的監測

春季是肝病高發，也是慢性肝病病情極易反覆的季節，因此肝病患者應在春季加強對自己病情的監測。肝病患者應縮短到醫院復查的間隔時間。一般病情不穩定的患者間隔2～4週復查一次，病情穩定者間隔8～12週復查一次。如果患者出現易疲乏、兩肋疼痛、食慾減退、怕吃油膩食物等症狀時，應儘快到專科醫院檢查或諮詢專科醫生。檢查項目包括肝臟功能、體內病毒水準（對B型肝炎或C型肝炎）、血清甲胎蛋白、腹部B型超聲波等。

肝病患者夏日防暑保健方法

肝病患者在炎炎夏日較正常人更易中暑，這是由肝病患者的免疫功能較差、機體耐受力不強導致的。在酷暑時分，肝病患者應該怎樣做才能有效地防止中暑、加強保健呢？

夏季炎熱，人體會大量出汗，引起體內水分和電解質的流失，能量過多地消耗，這些會增加肝臟的負擔；而且夏季晝長夜短，容易造成睡眠不足或睡眠品質不高，這樣會引起肝臟血流相對不足，影響肝臟細胞的營養滋潤，造成肝臟組織的損傷和人體抵抗力的下降。

在防止中暑的日常保健方面，民間就曾有許多「偏方」，比如說可以多喝一些熬製的粥或者湯水之類的，而最傳統、最經典的就屬綠豆粥了，製作方法也相對容易些，而且夏季又是盛產西瓜的季節，多食西瓜不但可以消暑，還有一定的利尿作用。

另外，在夏季高溫環境下，肝病患者要隨時保持良好的心態，俗話說「心靜自然涼」，良好的心態無論是對於防治中暑還是肝病的治療，都有較好的保健作用。

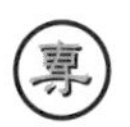

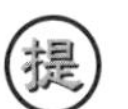

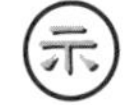

肝病患者的肝功能出現波動時，恰恰是治療肝病最有效的階段，因此夏季加強治療，對肝病患者肝臟功能的恢復非常有利。

肝病患者安度秋季的方法

對肝病患者而言，秋季是一個危險的季節。這是因為秋季是慢性肝病併發感染的高發時期，而且復發持續時間較長，復發人數較多。因此，進入秋季後，肝病患者尤其要注意復查肝功能，加強自己的日常養護工作。

秋季，肝病患者應做好下面這幾點保健工作，以安全度過秋天。

重視飲食營養、食品衛生

在這個季節中，肝病患者要攝取充足的糖、蛋白質、維生素等，以保證機體營養物質的供給充足。可適當多吃一些護肝食物，如奶、蛋、魚、瘦肉、豆製品等優質蛋白質食品應在每日膳食中輪換供應；葡萄糖、蔗糖、蜂蜜、果汁等易於消化的單、雙糖類食物可增加肝糖原儲備，也可適當選用；酵母含豐富B群維生素，也應適當補充。

不吃生冷、不潔食物

對肝臟有損害的食物則應少吃或者不吃，如酒精和一切辛辣及刺激性食品最好不吃；油炸及幹硬食品要儘量避免；含纖維較多的食品以及產氣多的食品，如芹菜、韭菜、黃豆芽、紅薯、乾豆類、汽水、蘿蔔等也應該少吃。

注意個人衛生

養成良好的衛生習慣，以減少傳染的機會。

消除不良情緒

我國傳統醫學認為，肝膽與人的情志有密切的關係，有「怒則傷肝」之說，所以消除不良情緒，保持樂觀開朗、心胸開闊，也可預防肝病的復發。

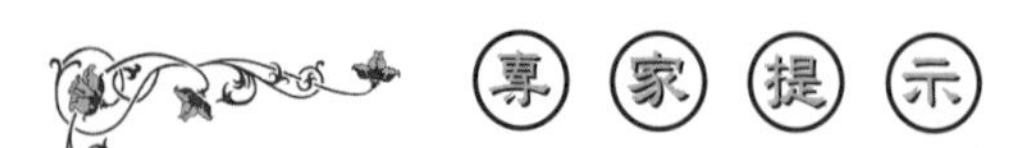

秋天，慢性肝病患者要注意預防上呼吸道感染以及其他感染性疾病，感覺不適時不要「硬扛」，更不可自己擅自用藥，應及時到專科門診進行診治。

慢性肝病患者過冬的良方

對慢性肝病患者而言，肝病常常會在冬季誘發或加重。我國傳統醫學認為這是由肝臟的生理功能、病理變化特點所決定的。俗話說「三分藥，七分養」，慢性肝病患者在冬季進行治療的同時，若能堅持進行自我調養，對提高治療效果，促進身體康復大有幫助。

冬季防止暴怒、過度思慮

中醫認為肝為剛性，喜舒暢而惡抑鬱，精神長久抑鬱或突然、強烈的暴怒皆可導致肝臟氣血失調，影響肝的疏泄功能，誘發肝病加重，因此肝病患者應避免過度刺激，應慎怒。中醫還認為思慮傷脾，脾傷則飲食水穀運化失常，濕濁內生，最易導致內濕與濕熱疫毒相合，使肝病加重或復發。若肝病脾臟不虛，則病情較為單一，尚屬易治；若憂思傷脾，則肝病趨向複雜，治療變得更加棘手。因此肝病調養宜保持平和的心態，淡泊寧靜，避免因久思多慮而加重病情。

冬季避免過度勞累

中醫認為肝主筋，司全身筋骨關節之運動，過勞則耗血損氣而傷肝，致正虛邪戀，疾病纏綿難癒。因此，適當的休息對肝病患者很有必要。

如B型肝炎患者在急性期應以臥床休息為主，避免過多的活動；慢性B型肝炎患者則應注意勞逸結合，適當休息，擔任輕微的工作；B型肝炎恢復期或B型肝炎病毒帶原者活動時，當以無疲乏感為度。

冬季肝病患者要按時作息

中醫認為，「肝藏血」，而「人臥則血歸於肝」，夜晚11時到凌晨3時是肝膽經時間，可養肝血，若能準時就寢，獲得充足的睡眠，血就能歸藏於肝，讓你每天都精神奕奕、活力百倍；但如果你是「夜貓子」一族，肝血無法得到調養，口乾舌燥等不適症便會產生，肝病也會加重。

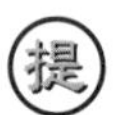
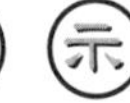
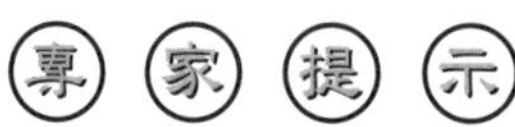

冬季，肝病患者既要做好防寒保暖，又要注意居室通風，適當增減衣物，做到「虛邪賊風，避之有時」。

你知道嗎？

冬季要遠離小吃、火鍋、麻辣燙

由於許多肝病患者自身消化功能差，又多合併食管胃底靜脈曲張、門脈高壓性胃病或消化性潰瘍，而火鍋以及麻辣燙以麻、辣、燙為特點，辛辣的刺激對胃黏膜有極大的損傷作用。同時這些食品加熱時間短，一些特色小吃也常半生半熟，不熟的食物更加重了肝臟的負擔；再有，不熟的食物很容易導致病毒、細菌或寄生蟲感染。

特別需要強調的是，如果造成合併嗜肝病毒感染，則極有可能導致在原來肝硬化基礎上重型肝炎的發生，並危及生命；再者，涮鍋食品常常是一些纖維較粗、硬的東西，如白菜、魷魚等，食用這些食品常常是造成肝硬化患者上消化道出血的重要誘因。

C型肝炎患者日常生活禁忌

如今C型肝炎患者越來越多，為了減少C型肝炎的傳染率，C型肝炎患者在日常生活中要注意下面這些禁忌。

講究個人衛生

即使是家庭成員之間，也不要共用牙刷、牙杯、刮鬍刀等衛生用具。C型肝炎女患者經期所用的衛生用品應燒掉或用一般市售消毒劑浸泡2小時後再處理掉，夫妻過性生活時應使用安全套。如果患者的肌膚或某部位出血，應用消毒劑擦乾，不可污染他人用品。

嚴禁飲酒

酒是肝病患者的大忌，因此對C型肝炎患者來說，更是要戒酒。

注意飲食衛生

C型肝炎患者要避免食入有毒的化學物質，如少吃含色素和防腐劑過多的食品，不吃黴變的食物和已爛的薑。另外，飲食中要適當增加蛋白質和維生素。

注意藥物的使用

患者生病時要謹慎使用有損傷肝臟作用的毒性藥物；生活一定要檢點，避免合併感染愛滋病病毒、B型肝炎病毒等。

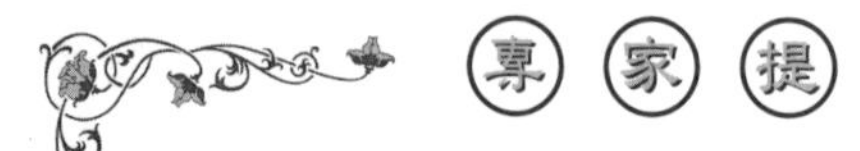

C型肝炎患者如果未接種A型、B型肝炎疫苗，應該及時去醫院進行接種。在日常生活中患者還要注意勞逸結合。

中老年B型肝炎患者歡度春節時的注意事項

春節是我國的傳統佳節，在這個喜慶的日子裏，家人、朋友齊聚一堂，吃著熱乎乎、香噴噴的飯菜，品著美酒，可謂是人生的樂事。

然而，在這個喜慶的節日中，中老年B型肝炎患者要注意下面的這些事項，以防止肝病復發。

注意防寒保暖

由於中老年人免疫功能低下，生理適應性逐漸衰減，防禦感染的能力也隨之下降。肝病患者因肝功能受損，使免疫功能進一步低下，更易招致各種感染或使原有的感染病情加重。而春節時期往往是我國氣溫較低的時期，人們很容易感冒。肝病患者一旦發生感冒，極易出現肺部感染，而且可加重原有肝病，使其出現肝功能波動。

防範E型肝炎

春節是E型肝炎的多發時期。由於E型肝炎是由消化道傳播的，因此，中老年B型肝炎患者最好不要到衛生條件較差的飯館吃飯，以免重疊感染E型肝炎。老年肝病患者重疊感染E型肝炎，往往是發生重症肝炎的原因，可直接導致死亡。

多休息

春節期間，親人難得團聚在一起，再加上各電視臺節目也豐富多彩，人們常常會打破自己原有的生活規律，陷入不規律的生活中。然而，對肝病患者來說，規律性的生活習慣和良好的休息至關重要，因此，肝病患者千萬不能因過年而改變自己的作息習慣，以避免疾病復發。

注意飲食

春節期間，肝病患者千萬不可圖一時高興而吸菸、喝酒，否則，會加重肝臟負擔，使病情加重或復發。此外，在春節時，肝病患者的飲食要有度，提倡高蛋白質、高維生素、高熱量飲食，這樣可有利於身體康復。

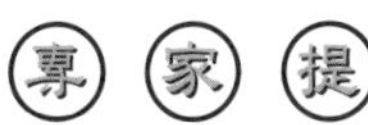
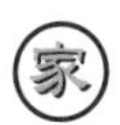
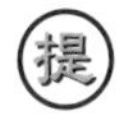
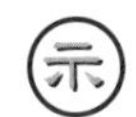

春節期間，肝病患者不宜進食過多食物，每天進食蛋白質按每公斤體重1.0～1.5克為宜，並且還要注意粗細糧搭配。

防治肝癌從生活細節做起

我國是肝癌高發國之一，近年來發病率更是呈上升趨勢。在日常生活中，我們應該怎樣防治肝癌呢？

改變不良的飲食習慣

注意飲食衛生，防止癌從口入。發黴食品與肝癌的發生有直接關係，因此要遠離致癌物，不吃發黴、腐爛的食物。

豐富食物品種，搭配好粗細糧，多吃蔬菜水果，少吃精米精麵、動物性脂肪和低纖維素食物。因為粗糧、蔬菜、水果中含有豐富的礦物質、維生素，多吃這些健康食品，對預防肝癌非常有好處。

改變不良的生活習慣

注意保持健康的心理衛生，保持良好樂觀的心態，因為憤怒、憂傷等不良情緒容易傷肝。

疲勞過度也會傷害肝臟，因此要保證充足的睡眠和休息，安排好日常的工作和生活，注意勞逸結合，避免無休止地看書、看電視、整夜打牌而不休息；適當進行力所能及的體育鍛鍊，增強體質，提高機體免疫力，從而積極有效地預防肝癌。

積極預防肝炎

患慢性B型肝炎或C型肝炎的患者比正常人患肝癌的概率高10～30倍，因此，使用肝炎疫苗預防肝炎，已成為預防肝癌極有希望的途徑之一。如果已經患有肝炎，要定期進行體檢，一旦發現病情惡化，應及時進行治療，防止肝炎向肝癌轉變。

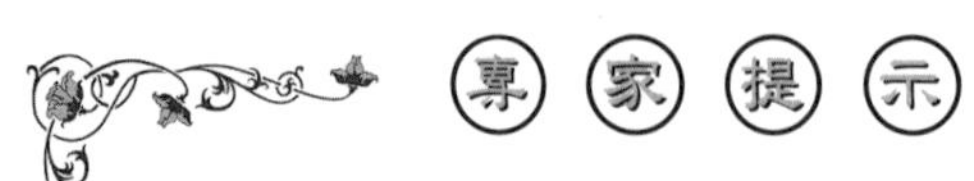

許多肝癌患者為了增強體質，常常進補很多東西。但腫瘤患者病情特殊，切不能亂補，也不

可盲目「大補」，必須在腫瘤專家的指導下，根據自身的病情和體質來進行科學調理。

肝硬化患者生活宜忌

在日常生活中，肝硬化患者宜做好下面這些事情。

積極預防各類疾病

肝硬化是由不同原因引起的肝臟實質性變性而逐漸發展的一個後果。因此，肝硬化患者要重視對各種原發病的防治，積極預防和治療慢性肝炎、血吸蟲病、胃腸道感染，避免接觸和應用對肝臟有毒的物質，以減少所有可能的致病因素。

保持情緒穩定

肝臟的好壞與精神情志的關係非常密切。情緒不佳、精神抑鬱、暴怒、激動均可影響肝的功能，加速肝臟的病變；而樹立堅強意志、心情開朗、振作精神、消除思想負擔，會有益於改善肝臟病情。

動靜結合

肝硬化患者代償功能減退，併發腹水或感染時應絕對臥床休息。在代償功能充沛、病情穩定期可做些輕鬆的工作，進行些有益的體育鍛鍊，如散步、做保健操、太極拳、氣功等，活動量以不感覺到疲勞為度。

從簡用藥

盲目過多地濫用一般性藥物，會加重肝臟的負擔，不利於肝臟恢復正常。因此應慎用或忌用對肝臟有害的藥物，如異煙肼、巴比妥類等。

戒菸、酒

酒能助火動血，長期飲酒，尤其是飲烈性酒，可導致酒精性肝硬化。所以，飲酒可使肝硬化患者病情加重，並容易引發肝出血。而長期吸菸也不利於肝病的穩定和恢復，可加快肝硬化的進程，有促發肝癌的危險。

合理飲食

以食用低脂肪、高蛋白、高維生素和易於消化的食物為宜，且做到定時、定量、有節制。早期可多吃豆製品、水果、新鮮蔬菜，適當進食糖類、雞蛋、魚類、瘦肉；當肝功能顯著減退並有肝昏迷先兆時，應對蛋白質的攝入量進行適當控制，提倡低鹽飲食或忌鹽飲食，食鹽每日攝入量不超過1～1.5克，飲水量在2000毫升內；嚴重腹水時，食鹽攝入量應控制在500毫克以內，水攝入量在1000毫升以內。應忌食辛辣刺激之品和堅硬生冷食物，不宜進食過熱食物，以防併發出血。

肝硬化患者禁做下面這些事情：

濫服藥物

由於肝硬化時肝功能降低，藥物在肝內的解毒過程大大減慢，進而使得藥物可在體內蓄積，特別是麻醉藥和鎮靜藥不僅對肝臟有直接毒性作用，而且會誘發肝昏迷。所以，要儘量少用藥，所用藥物必須是非用不可時才用。

過性生活

肝硬化患者不節制性生活，可誘發肝昏迷和上消化道出血。代償期肝硬化患者的性生活次數要有相當程度的減少，而失代償期則應完全禁止。

勞累

中醫認為，人動血分經絡，人臥血歸肝脾，這就說明肝硬化患者應多休息。臥床休息，能減少肝代謝的需要量，增加肝的血流供應量，有利於肝細胞的營養與再生，促進病情穩定。如勞累過度，則情況恰恰相反，肝細胞還會再次出現壞死，從而加重病情。

情緒悲觀

過於憂鬱和懊喪會導致人體免疫功能失調，加快疾病的進程。肝硬化患者應向那些以精神力量戰勝晚期癌症、20年來仍健康地活在世上的人學習，堅信自身機體能戰勝病魔。

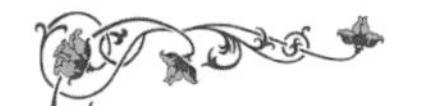
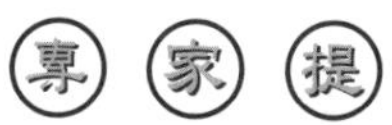
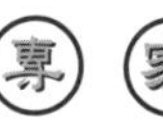
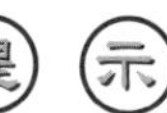

專家提示

早期肝硬化患者可服用中藥進行治療，但不可服用保健品。因為服用保健品只會加重肝臟的負擔，使病情複雜化，比如長期服用維生素之類的藥物，會引起消化道的一些不良反應。

居家遠離致肝癌的物品

肝癌的誘因很多，其中有很多是來自家庭的。家庭中的哪些物品會導致癌症的發生呢？

家庭日用品中的致癌物

如藥品、蔬菜中的農藥、化妝品、家用塑膠製品和橡膠製品等；食品中的致癌物，如臘肉、鹹菜、油炸食品等。

自來水中的殺菌劑

研究發現自來水中加入的殺菌劑——漂白粉會釋放出活性氯，長期飲用帶活性氯的自來水，就有可能誘發膀胱癌和直腸癌，但致癌因素並不是漂白粉本身，而是它與水中的污染物起化學作用而產生的一些氯的副產品。

紙致癌物

國外科學家研究發現，人們日常使用的白紙也是致癌物之一。紙中通常含有一種致癌化合物，這種化合物很容易被脂肪所吸收，如果用紙包裝含有脂肪的食品，這種化合物就有可能溶入食品中，人們就會在不知不覺中得病。

家用電器產生的電磁波

由於家庭的現代化，大量家用電器進入家庭，家用電器會產生各種不同波長和頻率的電磁波，形成威脅人們健康的電磁污染。

科學家曾在老鼠身上進行過微波輻射的實驗，發現它們的白血球無規律地增殖，與血癌所產生的白血球增殖極為相似，也就是說，微波可能致癌。

家庭中的放射性物質

放射性致癌物之一是地輻射，這是處於高壓狀態下的地下水發射出的一種能量，尤其是在地下水的交叉處，地輻射的強度會得到疊加而猛增，形成很強的輻射能，引起人體細胞的突變而致癌；其二是建築物中的放射性物質，如氡氣等，一般家庭建築材料中都不同程度地含有一些放射性物質，特別是新建住房，放射性的危險更大，這些放射性物質極易引起癌症。

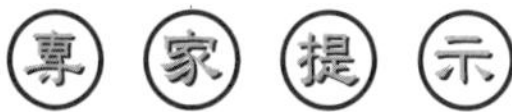
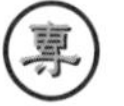
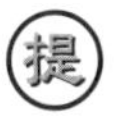
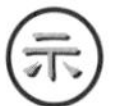

肝癌的預防勝於治療，在日常生活中注意細微之處，對預防肝癌很有好處，如講究衛生、改善營養、堅持勞逸結合、增強免疫功能、杜絕濫用藥物和摒棄不良習慣等。

你知道嗎？

易被人們忽略的致癌因素——飲用水

在中國肝癌高發區，飲用溝塘水的居民肝癌死亡率最高，飲用河水者次之，飲用深井水者最低，顯然飲用水污染和肝癌的死亡率有直接關係。研究發現，水中存在的百餘種有機物為致癌、促癌和致癌突變物。

目前，在動物實驗中已證實，飲水中加入以下化合物：如四氯化碳、氯仿、三氯乙烯、四氯乙烯、三氯乙烷等可引起肝癌。此外，還發現一些淡水藻毒素，如藍綠藻等，有明顯的致癌作用。

肝炎患者要選擇合適的保健品

目前，市場上的保健品琳琅滿目，對肝病患者而言，選擇保健品一定要根據自己的身體狀況，結合病情，選擇適合自己的保健品。那麼，肝炎患者應該選擇什麼樣的保健品呢？

原則上，急性肝炎、慢性肝炎活動期和活動性肝硬化患者不宜選用滋補品，如人參、西洋參等。即使是補藥，也不宜多用，否則會加重肝臟負擔，甚至傷肝。

下面這幾種滋補品非常適合肝炎患者。

花粉、蜂蜜

這兩種滋補品含有豐富的維生素和礦物質以及糖、多種酶等，對促進代謝，改善機體生理功能等方面具有一定的作用，可適量服用。

冬蟲夏草

中醫認為冬蟲夏草味甘性溫，入肺腎兩經，具有補虛損、益精氣的功效。現代醫學研究發現，冬蟲夏草含有豐富的蛋白質、多種游離氨基酸、蟲草多糖、蟲草酸、尿嘧啶、腺嘌呤核苷、維生素B_{12}以及人體必需的微量元素。冬蟲夏草能啟動網狀上皮系統，促進淋巴細胞轉化，提高機體免疫力，可用於恢復期的慢性肝炎和肝硬化的治療。

專家提示

對肝炎患者而言，藥補以選用人參、黃芪、磷脂、靈芝等中藥為宜。如果進食後出現胃部不適、腹脹、腹瀉、食慾不振等，應停止服用補品，並及時檢查肝功能。

第 5 章

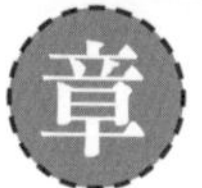

不同肝病　不同飲食

古人說：「飲食自倍，脾胃乃傷。」飲食對肝病患者，特別是重症肝病患者而言非常重要。肝病患者的消化功能本來就虛弱，如果飲食再沒有節制，就會進一步加重病情。肝病需要調養，飲食是肝病患者調養環節中的一個重要部分，合理膳食對防治肝病、提高人體免疫力有很大的作用。

健康測試

你的飲食健康嗎？

要想擁有健康，飲食是否合理十分重要。有空時不妨試著問問自己，自己的膳食品質如何？營養夠不夠？能否維持自己的健康呢？下面是一個有關「飲食健康」的測試題，試著回答下面的問題，看看自己的飲食是否健康。

1. 每次吃飯都不願意留剩飯，經常吃完盤中所有的食物。

2. 餐桌上經常有鹹菜或鹹魚、臘肉等醃製食品。

3. 經常給家人煮速食麵吃。

4. 經常為家人買剛剛屠宰好的豬、牛、羊肉，認為這樣的肉最新鮮，品質最好。

5. 經常讓家人吃動物內臟，如豬肝、豬大腸、羊雜碎等。

6. 喜歡為家人選購白白的饅頭、掛麵等麵食，認為顏色越白越好。

7. 喜歡為家人做燒烤類食物，如羊肉串、烤魷魚等。

8. 喜歡和家人一起邊看電視邊吃東西。

9. 只喜歡做自己想吃的食物，不管食物營養價值如何。

10. 喜歡和家人一起吃素。

11. 為了某種目的，時常節食或嚴格控制飲食。

12. 喜歡讓家人喝咖啡、冷飲或罐裝甜飲料，而對白開水不屑一顧。

13. 喜歡讓家人吃些全麥麵或雜糧。

14. 每天為家人準備一杯牛奶或優酪乳。

15. 在每三天的食譜中，都會安排胡蘿蔔、番茄。

16. 喜歡為家人挑選大個的西瓜、草莓等水果。

17. 喜歡讓家人用餐後馬上吃水果。

18. 經常讓家人吃豐盛的晚餐。

19. 常吃大豆、豌豆或扁豆。

20. 常吃洋蔥、大蒜、薑。

21. 每週都讓家人吃河魚或海魚。

22. 常和家人一起吃柑橘類水果，如柚子、柳丁或橘子。

23. 有時候不給家人準備早餐。

24. 常在農貿市場購買沒有包裝的豆腐和豆製品。

25. 家人不喜歡吃的食物就從來不做。

26. 飲食重鹽，如果比較清淡，就覺得難以下嚥。

27. 炒菜時，等油冒煙了才放菜。

28. 放了好幾天的剩菜，只要你覺得沒有放壞就加熱後讓家人繼續食用。

29. 每天都用洗潔精洗碗。

30. 嗜糖，烹炒各種菜時都喜歡放糖。

計分方法：

每題有三個選擇答案：是、偶爾、否。1、2、3、4、5、6、7、8、9、10、11、12、16、17、18、23、24、25、26、27、28、29、30題選「是」得0分，選「偶爾」得1分，選「否」得2分；而13、14、15、19、20、21、22題選「是」得2分，選「偶爾」得1分，選「否」得0分。

測試結果：

◎得50～60分：A級健康飲食標準

得到這樣的高分，說明你可以輕鬆自如地安排健康的飲食，有良好的飲食健康意識和生活習慣，有高水準的飲食安全與營養方面的知識。你的飲食很健康。

◎得40～50分：B級健康飲食標準

你有較高水準的健康飲食理念、方式和習慣。儘管你的健康水準已高出平均水準，但還是有可提升的地方。

◎得30～40分：C級健康飲食標準

你的飲食健康狀況屬於中等水準。儘管在越來越注重飲食健康的今天，你沒有落伍，但還需提升自己，這樣才能更好地保持並增進自己和家人的健康。你需要關注食品健康的資訊，並獲取更多的食品安全與營養方面的知識，提高健康意識，注重改變健康飲食的方式和習慣。

◎得30分以下：D級健康飲食標準

非常抱歉，你和你家人的飲食狀況不健康。如果不加以改變，飲食會傷害你和你家人的健康。為了自己和家人的健康與幸福，應及時改正或調整飲食方式和習慣，盡力改善現在的飲食狀況。

肝病患者的飲食調養

肝病患者想要控制自己的病情，可以由飲食來調養。

講究衛生，嚴防病從口入。

肝病患者本身免疫力低下，更要注意食品衛生，以免受到病菌感染，加重肝臟負擔。

堅決戒菸戒酒

菸和酒都會損傷肝細胞功能，肝炎即使痊癒，肝功能也不可能馬上就恢復到正常水準，所以在治癒後的一段時期內不宜飲酒。如果仍然飲酒無度，不戒酒，則會造成肝細胞壞死，使肝炎演變成肝硬化，甚至發展成肝癌。

菸草中含有多種有害物質，更能損傷肝臟功能，因此肝炎患者必須堅決戒菸戒酒。

少吃油炸、油煎食品

如果多吃油煎、油炸的食品，會使過多的脂肪沉積在肝臟，易形成脂肪肝，致使肝功能恢復不良，且遷延不癒。如果長期吃油煎、油炸的食品，易導致肝功能受損害，甚至誘發肝癌。因此肝病患者應以清淡飲食為主，尤其是晚餐切忌食入油膩、多肉類食物。

慎食辛辣刺激及生冷食品

辛辣食物可直接損害肝細胞，影響肝病的恢復。生冷食物不可直接飲用，以免影響消化功能。

提倡葷素搭配

人體要保持酸鹼平衡，必須搭配好葷素的比例才能做到。葷食多了，易患高血壓、脂肪肝、心臟病。素食可以清除膽固醇在血管壁上的沉積。但是素食吃多了，易導致蛋白質、磷脂、無機鹽等供應不足，不能很好地滿足肝細胞的修復和生長發育所需。葷食和素食各有所需，各有所長，又各有所短，所以肝病患者更應該注意葷素搭配，取長補短，不偏食，不挑食，才能有利於肝病的恢復。

飲食不宜過飽，切忌暴飲暴食

患肝病後肝細胞的修復需要營養，但營養素之間一定要保持平衡，暴飲暴食往往會造成消化不良，不僅會使肝臟負擔加重，還會造成脂肪過剩，血脂升高，血管硬化，甚至誘發肝硬化。特別是當肝功能不良時，暴飲暴食更是會成為促進肝性腦病的重要因素之一。

不宜多吃罐頭及方便食品

這些食品中常加入防腐劑，對肝臟來說都有毒性，對於肝臟解毒功能弱的患者則會有不良影響，不利於肝病的恢復。

專家提示

食療在肝病的預防保健和康復過程中應占主要地位，但在肝病的急性波動期或發作期只能作為一種輔助療法。因此，在食療的同時一定不要忘了按醫囑服用藥物。

你知道嗎？

成人每天應攝入多少能量

成年人每天所需的能量可以用公式：標準體重×每千卡所需的熱量來計算。

標準體重可用簡單方法估算：身高（公分）－105＝標準體重（公斤）。每公斤體重所需的熱量為：輕體力勞動者30～35千卡；中等體力勞動者35～40千卡；重體力勞動者40千卡。對於肥胖型的肝病患者來說，每日應該酌情減少進食量，適量運動，使體重下降到標準體重或者是低於標準體重的5%左右。

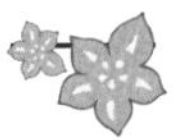

肝病患者應知的飲食原則

飲食營養是病毒性肝炎治療的重要內容，也是促進肝病康復的重要措施之一，因此飲食調理對肝病患者來說十分重要。肝病患者要想很好地進行飲食調養，應該知道下面這幾條原則。

攝入適量的熱能

過去很多人認為，高熱能飲食可改善患者的臨床症狀。實際上，這種說法很不科學，許多患者得了脂肪肝、糖尿病等併發症就是由高熱能飲食造成的。高熱能食物可增加肝臟負擔，加重消化功能障礙，影響肝功能恢復；而能量過低會增加體內蛋白質的耗損，不利於肝細胞的修復與再生，因此熱能供應過多或過少都不好。

充足的蛋白質

肝臟的主要功能之一就是合成與分泌血漿白蛋白。正常人每天合成10～16克血漿白蛋白。這些血漿白蛋白會分泌到血液循環中，發揮重要功能。

肝臟出現疾患時，均會引起肝細胞合成與分泌蛋白質的過程出現異常，使血漿白蛋白水準降低，使肝的修復功能降低，進而影響人體各組織器官的修復和功能。因此，必須提供豐富的外源性白蛋白，才能促進肝組織的修復和功能，改善對白蛋白的需要。但不能無節制地攝入蛋白質，因為這樣容易誘發和加重肝性腦病，所以肝硬化伴有肝性腦病的患者，應嚴格限制蛋白質的攝入，每天以40～50克為宜，以攝入動物蛋白和乳製品為佳，因為乳製品產氨最少，其次是蛋類，肉類較多。目前提倡用植物蛋白代替動物蛋白，植物蛋白主要來源於豆類及其製品。

肝病患者要攝入適量的碳水化合物（糖類）

碳水化合物的主要功能是供給生命活動所需要的能量。肝炎患者消化道症狀明顯，進食少時可給予一些高糖食品，以保證患者日常生活所需要的熱能。同時肝臟可以將消化道吸收來的葡萄糖轉變成糖原，豐富的肝糖原能促進肝細胞的修復和再生，並能增強對感染和病毒的抵抗力。但不宜過多攝入碳水化合物，若體內貯存過量糖類，極有可能造成脂肪肝及食源性糖尿病。

適量脂肪

肝臟是脂類消化、吸收、分解合成和轉運的重要器官。如果肝功能出現障礙，膽汁的合成、分泌就會減少，進而造成對脂肪消化不良，就會出現厭油膩等症狀。如果脂肪過多，會出現脂肪瀉；如果脂肪攝入過少，則又影響食慾和脂溶性維生素A、維生素D、維生素K、維生素E的吸收，所以又必須予以適量的脂肪。一般以每天40～50克，占總熱能的25%～30%為宜。

充足的維生素

維生素是維持人體正常生命過程中所必需的低分子化合物。它們既不是構成組織的原料，也不能供給能量，但卻是人體不可缺少的一類物質，在物質代謝中有很重要的作用。

對維生素需求增加主要有兩個方面的原因：①患者由於消化不良，食慾減退，攝入維生素量不足；②感染、發熱等對維生素的消耗增加，同時需求量也增加。

嚴禁菸酒

飲酒後攝入的乙醇80%經胃和小腸吸收，剩下的90%～98%在肝臟被氧化成乙醛，乙醇和乙醛對肝臟均有損傷作用，可引起一系列的代謝變化，如高尿酸血症、低血糖症、酸中毒、脂肪肝和高血脂症，加劇了肝臟的代謝紊亂，進而形成酒精性肝病。

因此，肝炎患者應嚴禁飲酒。

專家提示

飲食調整對肝病患者而言，非常重要，不能忽視。不過，在進行飲食調整時，一定要遵循上述原則，以免患者出現病情反覆的情況。

酒精性肝病患者應怎樣進行營養支持

酒精性肝病是指長期酗酒引起的酒精性肝損傷，包括酒精性脂肪肝、酒精性肝炎、酒精性肝硬化。治療酒精性肝病可減輕酒精性肝炎的嚴重程度，防止並逆轉肝纖維化，改善已存在的繼發性營養不良。

治療酒精性肝病時，應給予患者高蛋白、高維生素、高熱量的飲食，如補充維生素B_1、維生素B_2、維生素B_6、維生素B_{12}和葉酸等。

營養上強調：

調整飲食結構，保持營養平衡。

主食不要過於精細，注意粗細搭配。

每日攝入多種蔬菜、水果，經常食用豆製品。

動物性食品以魚、兔肉為主，適量食用牛、羊肉，少吃豬肉。

建立合理的膳食制度，一日三餐，少吃零食。

饑飽適當，不暴飲暴食，不偏食，不挑食。

不要飲酒，更不要酗酒。

酒精性肝病治療的關鍵是戒酒。如果繼續飲酒，不論採取多少種特殊的治療措施，均收效甚微；同時還應加強營養，維持能量平衡，降低血脂，補充足夠的蛋白質及維生素，以改善營養狀況。

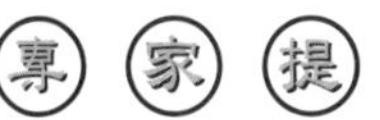
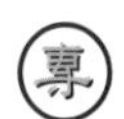
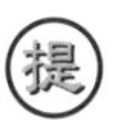
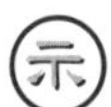

專家提示

為了預防肝病，人們應注意飲食營養和食品衛生，攝取充足的糖、蛋白質、維生素，保證人體營養物質的供給充足。

脂肪肝的飲食療法

隨著人們生活水準的提高，越來越多的人得了脂肪肝，使其成為僅次於病毒性肝炎的常見肝病。脂肪肝的發生、發展與不合理的膳食結構、不良的飲食習慣、嗜酒等因素息息相關。因此，飲食療法在脂肪肝的治療中佔有極其重要的地位。在日常生活中，脂肪肝患者應該怎樣進行飲食療法呢？

瞭解脂肪肝的飲食限制

◎限制熱量攝入

這樣做便於將肝細胞內的脂肪氧化消耗掉。肥胖者應逐步減肥，使體重降至標準體重範圍內。

◎限制攝入脂肪和碳水化合物

脂肪肝患者按標準體重計算，每公斤體重每天可給脂肪0.5～0.8克，宜選用植物油或含長鏈不飽和脂肪酸的食物，如魚類等；碳水化合物每天每公斤體重可給2～4克，食用糖的攝入不宜過多。

◎高蛋白飲食

高蛋白可保護肝細胞，並能促進肝細胞的修復與再生，每天每公斤體重可給1.2～1.5克蛋白質的供給，優質蛋白質應占適當比例，如豆腐、腐竹等豆製品，瘦肉、魚、蝦、脫脂奶等都屬優質蛋白質。

◎保證新鮮蔬菜

特別應保證綠葉蔬菜的供應，以滿足機體對維生素的需要。但含糖多的蔬菜及水果不可進食過多。

◎限制食鹽的攝入

脂肪肝患者每日的食鹽攝入量以6克為宜。

◎適量補充水分

脂肪肝患者每日應攝入足量的水，以促進機體代謝及代謝廢物的排泄。多吃些富含甲硫氨基酸的食物，如小米、莜麥麵、芝麻、油菜、菠菜、菜花、甜菜頭、海米、乾貝、淡菜等，這類食品可促進體內磷脂的合成，協助肝細胞內脂肪的轉變。

◎辛辣和刺激性食物

脂肪肝患者應少食辛辣、刺激性的食物，如洋蔥、蒜、薑、辣椒、胡椒、咖喱和酒類等；少食肉湯、雞湯、魚湯等含氮浸出物高的食物。

選擇恰當的食物

脂肪肝患者適合吃下面這幾種食物：

◎燕麥　富含豐富的亞油酸和豐富的皂甙素，可降低血清膽固醇、甘油三酯的水準。

◎玉米 含豐富的鈣、硒、卵磷脂、維生素E等，具有降低血清膽固醇的作用。

◎海帶 含豐富的牛磺酸，可降低血及膽汁中膽固醇的水準；含有的食物纖維褐藻酸可以抑制膽固醇的吸收，促進其排泄。

◎大蒜 含硫化物的混合物，可減少血中膽固醇的水準，阻止血栓形成，有助於增加高密度脂蛋白的含量。

◎紅薯 能中和體內因過多食入肉食和蛋類所產生的過度的酸，保持人體酸鹼平衡；另外其含有較多的纖維素，能吸收胃腸中較多的水分，潤滑消化道，起到通便的作用，並可將腸道內過多的脂肪、糖、毒素排出體外，起到降脂作用。

◎蘋果 含有豐富的鉀，可排出體內多餘的鉀鹽，以維持正常的血壓。因富含果膠、纖維素和維生素C，有非常好的降脂作用。每天吃兩個蘋果，堅持一個月，大多數人身體中的「壞膽固醇」（對心血管有害）水準會降低，對心血管有益的「好膽固醇」水準則會升高。

◎胡蘿蔔 富含果膠酸鈣，會與膽汁酸發生化學反應後從大便中排出，從而促使血液中膽固醇的水準降低。

◎杏仁 膽固醇水準正常或稍高的人多吃杏仁可以達到降低血液中膽固醇水準並保持心臟健康的目的。

◎牛奶 含較多的鈣質，能抑制體內膽固醇合成酶的活性，也可減少人體對膽固醇的吸收。

◎蜜橘 含有豐富的維生素C，多吃可以提高肝臟的解毒能力，加速膽固醇的轉化，降低血脂。

◎茶　含有咖啡因與茶多酚，有利尿、降脂之功能。常飲茶，可防止體內膽固醇水準的升高。

脂肪肝一日食譜推薦

◎早餐：饅頭（麵粉50克）、稀飯（大米50克）、紅腐乳10克、小鹹菜10克。

◎午餐：大米飯100克、韭菜炒雞蛋（韭菜100克、雞蛋50克）、菠菜牛肉絲（菠菜100克、牛肉50克）、番茄蛋湯（番茄50克、雞蛋20克）。

◎晚餐：莜麥麵餅（莜麥麵50克）、小米粥（小米50克）、菜花燉肉（菜花100克、豬肉50克）、腐竹炒芹菜（腐竹50克、芹菜100克）。

適合脂肪肝的食療方

◎金錢草砂仁魚：金錢草、車前草各60克，砂仁10克，鯉魚1尾，鹽、薑各適量。將鯉魚去鱗、鰓及內臟，同其他3味食材加水同煮，魚熟後加鹽、薑調味即可。

◎魚腦粉：魚腦（或魚子）適量。將魚腦或魚子焙黃研細末，用溫開水沖服，每次服3～5克。

◎脊骨海帶湯：海帶絲、動物脊骨各適量，調料少許。將海帶絲洗淨，先蒸一下；將動物脊骨燉湯，湯開後去浮沫，投入海帶絲燉爛，加鹽、醋、味精、胡椒粉等調料即可。食海帶，飲湯。

◎玉米鬚冬葵子紅豆湯：玉米鬚60克，冬葵子15克，紅豆100克，白糖適量。將玉米鬚、冬葵子煎水取汁，入紅豆煮成湯，加白糖調味。分2次飲服，吃豆，飲湯。

◎**白朮棗：**白朮、車前草、鬱金各12克，大棗120克。將白朮、車前草、鬱金用紗布包好，加水與棗共煮，盡可能使棗吸乾藥液，去渣食棗。

◎**黃芝澤香飲：**黃精、靈芝各15克，陳皮、香附子各10克，澤瀉6克。將以上各味加水煎煮，取汁。分2～3次飲服。

◎**當歸鬱金楂橘飲：**當歸、鬱金各12克，山楂、橘餅各25克。將上述4味同加水煎煮取汁。分2～3次飲服。

◎**紅花山楂橘皮飲：**紅花10克，山楂50克，橘皮12克。將上述3味加水煎煮，取汁。分2～3次服。

◎**黃芪鬱金靈芝飲：**黃芪30克，靈芝、茯苓各15克，鬱金10克，茶葉6克。將上述4味水煎取汁，煮沸後浸泡茶葉。

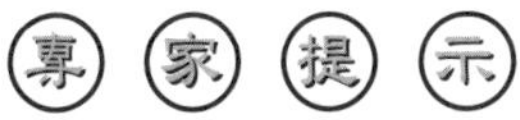
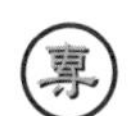
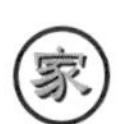
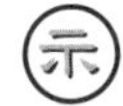
專家提示

脂肪肝患者飲食治療的目標就是盡可能使體重維持在標準體重及血脂、血糖在正常範圍之內，消除或者是減輕脂肪在肝臟中的堆積，維持身體營養物質的需要，使機體的正常活動得以繼續。

老年肝炎患者的營養調養

老年肝炎患者的飲食應注意以下幾點：

膳食結構要合理，要保持營養素平衡。老年人本身臟器功能就有所減退，患肝病時肝功能會進一步減退，活動量也會減少，進而影響脂肪代謝、糖代謝。因此，老年肝炎患者飲食要清淡、低糖、低脂、高蛋白，如豆製品和各種肉類；並且要多食蔬菜和水果，以補充足夠的維生素和膳食纖維。

進食量要適當。老年人患肝病時消化功能進一步減退，如果吃得太飽，易導致消化不良，增加肝臟負擔。

飲食宜清淡、細軟、易消化，不宜食用油炸食品，少食生冷、刺激性食品，忌菸酒。

進食宜少量多餐，可在三餐之間增加兩餐點心。

失代償期肝硬化患者不宜食用高蛋白，否則容易導致肝性腦病的發生；並應限制鹽的攝入。總之，足夠的熱量、合適的蛋白質、豐富全面的維生素、適量的膳食纖維素，是老年肝病患者的飲食原則。

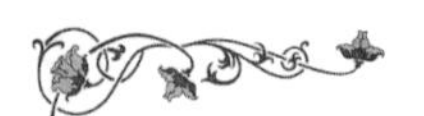

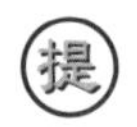

專家提示

肝病患者飲食調養是一個長期過程，千萬不可間斷或者打破，就算是在節假日這種特殊的日子也不能例外。

幼兒肝炎患者飲食應遵守的原則

病程早期如有明顯的食慾減退、厭油症狀出現，不適合大量補充糖、脂肪、蛋白質等。應食入清淡，易於消化，富於營養和色、香、味、形俱全等幼兒愛吃的半流質，提高幼兒的食慾，以滿足疾病修復的需求和生長發育的需要。

重症患兒飲食要以低鹽、低脂、低蛋白、高碳水化合物為主。一旦發生肝性腦病，最好由靜脈滴注來保證蛋白質的基本需求，嚴格控制蛋白質的攝入量。

待病情好轉，食慾改善後應加強營養。因為幼兒處於生長發育期，加上肝細胞要修復、更新，極需各種營養。其中蛋白質應占總能量的12%～14%，優質蛋白應占1/3，脂肪應占總能量的25%～30%，糖類應占總能量的60%左右。

患兒在病程中應多食富含維生素的水果，但選擇水果應注意：①量要合適，7歲以下的幼兒對水果中的果糖吸收不好，過多食用水果不僅影響孩子對正餐的食慾，還由於果糖要從腎臟排出，直接影響腎功能，所以每日食用水果應不超過250克。

②水果要選熟一些的，太酸的水果對消化道有刺激作用，對牙齒有腐蝕性，易造成齲齒；最好選擇蘋果、葡萄、柳丁等，不宜選柿子、甘蔗等。

患兒病情恢復時要控制進食量，以免傷及脾胃，而且進食過多的蛋白質和糖，還會增加肝腎負擔，不利於疾病恢復。

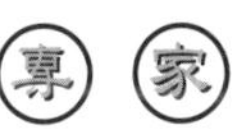
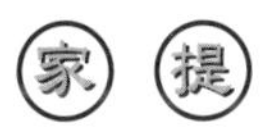
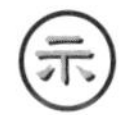

專家提示

幼兒飲食要注意平衡，一定要注意飲食中各種成分的比例，確保提供維持人體所需要的各種營養。

你知道嗎？

慢性肝炎患者為什麼容易發生低血糖？

肝臟在維持血糖穩定方面發揮著十分重要的作用。當血糖降低時，肝糖原分解會使血糖回升，使機體不至於發生低血糖。得了慢性肝病時，這種調節血糖的功能會降低，就可引起低血糖。特別是在空腹、劇烈運動、禁食等情況下，極易出現心慌、出冷汗、面色蒼白等低血糖症狀，尤其是重型肝炎患者更為常見。如果患者出現低血糖時，應立即飲用糖水，以補充碳水化合物。

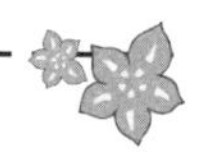

B型肝炎患者的飲食調養

飲食調養對B型肝炎患者來說非常重要。那麼，在日常生活中，B型肝炎患者應該怎樣進行飲食調養呢？

B型肝炎患者的飲食結構要合理

①每日飲食要保證充足的熱量供給，合理攝入碳水化合物。減少高糖飲食。高糖飲食即飲食中含有過多的葡萄糖、果糖、蔗糖，會影響食慾，加重胃腸脹氣，使體內脂肪貯存增加，易致肥胖和脂肪肝。碳水化合物的供給應主要由主食。

②應食入充足的優質蛋白質，這樣能促進肝細胞的修複與再生，可多攝入動物性蛋白質、豆製品等。B型肝炎患者的脂肪攝入量一般可不加限制，因肝炎患者多有厭油

及食慾不振等症狀，通常情況下，不會出現脂肪攝入過多的問題。

③要保證維生素供給。B群維生素以及維生素C對改善B型肝炎症狀有重要作用。另外，可口服多種維生素製劑。要多食蔬菜、水果，以補充足夠的維生素和纖維素，也有助於促進消化功能。

食量適度

肝臟發生病變後，其消化功能會減弱，食之過飽常可導致消化不良，也會加重肝臟負擔。因此專家認為吃飯以八成飽為最佳，並且暴飲暴食對肝臟、對胃腸功能都不利。故B型肝炎患者宜採用少量多餐。

炒菜講究烹調方法

炒菜時宜少放油，少食油膩和油炸食品，少食生冷、刺激性食品。注意烹調方法，增進食物色、香、味、形，以促進食慾。忌油煎、炸及強烈刺激性食品，限制肉湯、雞湯等含氮浸出物高的食品，以減輕肝臟負擔。

多補充水分

B型肝炎患者可適當多喝一些果汁、米湯、蜂蜜水、西瓜汁等，可加速毒物排泄及保證肝臟正常代謝功能。

合理應用中藥補藥

輕中型肝炎患者不提倡用人參等補藥，正常飲食可以提供足夠的營養成分。

重症肝病、肝硬化患者在服用補藥時，最好徵求中醫醫生的意見，辨證施治。盲目進食大量、多種補藥，不一定對身體有益。

選擇適合B型肝炎患者的食物

B型肝炎患者在選擇食物時，應優先選擇下面這些食物：魚類、瘦肉、雞蛋、奶類、豆製品等優質蛋白質食物；新鮮蔬菜、水果等。

B型肝炎患者的一日食譜推薦

◎早餐：大米粥（大米50克），花捲（麵粉50克），煮茶蛋（雞蛋50克），拌黃瓜（黃瓜100克）；

◎加餐：蘋果100克；

◎午餐：大米飯（大米150克），炒肝尖筍片（豬肝100克、萵筍100克），黃瓜湯（黃瓜50克、瘦豬肉10克、香菜30克）；

◎加餐：香蕉100克；

◎晚餐：小米粥（小米50克），千層餅（麵粉100克），肉絲炒芹菜（瘦豬肉50克、芹菜50克），五香豆腐卷（乾豆腐50克、捲心菜50克）。

適合B型肝炎患者的食療方

◎芹菜蜜汁　準備鮮芹菜100～150克，蜂蜜適量。將芹菜洗淨搗爛取汁，加蜂蜜燉服。每日1次，溫服，療程不限。具有清熱解毒、養肝的效用。

◎雞骨草飲　雞骨草30克，半枝蓮15克，紅豆30克，瘦豬肉100克，生薑10克，大棗5枚。將瘦豬肉洗淨，切成小塊；其他用料洗淨（生薑拍爛，紅豆先浸泡1小時）；將全部用料放入鍋內，加適量水，用文火煮1.5～2小時，加鹽調味，隨量飲用。

◎參歸羊肉湯　黨參15克，當歸10克，枸杞子15克，羊肉150克，生薑10克，大棗10枚。將羊肉洗淨，斬成小塊；將其餘用料全部洗淨（生薑拍爛）備用；將全部用料放入鍋內，加適量水，用文火煮2.5～3小時，加鹽調味，隨量飲用。這道湯有健脾補肝的功效。

◎參麥地黃湯　太子參30克、麥冬15克、生地黃15克、五味子10克、瘦豬肉100克、陳皮5克、生薑10克、大棗10枚。將瘦豬肉洗淨，斬成小塊；將其餘用料洗淨（生薑拍爛）備用；將全部用料放入鍋內，加適量水，用文火煮1.5～2小時，加鹽調味，隨量飲用。這道湯有益氣養陰的功效。

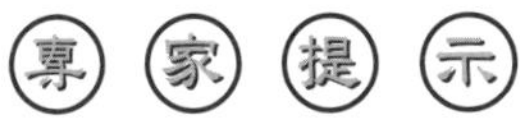
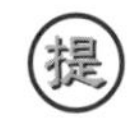
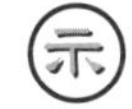

專家提示

在日常生活中，B型肝炎患者的飲食並無特殊之處，足夠的熱量、適量的蛋白、豐富而全面的維生素、適量的纖維素即可。如果在飲食上有太多的禁忌，可導致營養失調；而過多地依賴中藥補藥、忽視正常飲食，則是捨本而求末之舉。

你知道嗎？

不同患者吃水果各有宜忌

肝炎患者可多吃些橘子和紅棗等含維生素C較多的水果，但不要強食。糖尿病患者應少吃含糖量較多的梨、蘋果、香蕉等。經常大便乾燥的人，可多吃些橘子、桃、香蕉等，因為這些水果有緩下作用。經常腹瀉的人，不要多吃緩下作用的水果，可適當吃些蘋果，因其有固澀作用。

患心臟病和水腫的患者不要吃水分較多的西瓜、椰子汁等，以免增加心臟負擔，加重水腫。

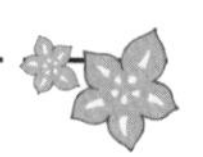

肝病患者宜吃的蔬菜

肝病患者需要充足的營養，因此蔬菜是必不可少的食物之一。哪些蔬菜具有養肝護肝的作用呢？

黃瓜　性涼，味甘。含細纖維素，能夠促進腸道中食物的排泄，還有減肥的作用。因此對於肥胖型脂肪肝、糖尿病型脂肪肝的防治，黃瓜是不錯的選擇。但是由於黃瓜性涼，所以畏寒的患者不能多吃。

番茄　又名西紅柿。性微寒，味甘酸。番茄很像柿子，不僅長得很好看，而且營養豐富，含有多種維生素和微量元素。番茄既可以算做是蔬菜，也可說是水果，但是要比同類的水果和蔬菜營養價值高得多。另胃寒、脾虛的人不宜多食。

空心菜　又名蕹菜，性甘。含蛋白質、脂肪、無機鹽、胡蘿蔔素等，在解毒、清熱涼血方面有明顯的效果。

薺菜　性平、味甘，含B群維生素、維生素C、胡蘿蔔素及無機鹽。具有止血功效，慢性肝病患者可以選擇食用。

蘑菇　有菜蘑、口蘑、香菇等。性平、味甘，含多糖類、維生素類、蛋白、脂肪和無機鹽等。有調節免疫、抗腫瘤作用，對肝病患者來說是一個不錯的選擇。

海藻 性寒、味鹹，含豐富的碘、藻酸、維生素、蛋白和脂肪等。能較好地抑制血小板凝集和脂質氧化。

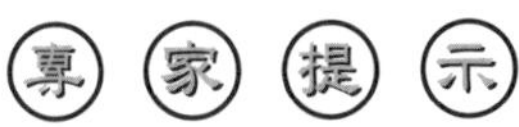
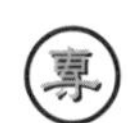
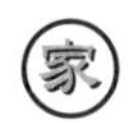
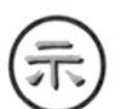

專家提示

肝病患者在吃番茄時，一定要注意不可吃未成熟的番茄。未成熟的番茄中含有大量「番茄鹼」，這是一種有毒的「生物鹼」，它會隨番茄皮色不斷成熟發紅後逐漸降低，並會在變紅的番茄中消失。所以不要吃未成熟的番茄。

不同肝病的不同飲食方法

肝癌切除手術後患者的飲食原則是什麼？

可根據患者的病情和飲食情況分別給予含豐富蛋白質、糖類和維生素的食物，如米飯、稀粥、小米粥、麵條和蛋、牛奶、瘦肉、鮮魚等主副食品，以及各種新鮮的水果、蔬菜。對於食慾不佳的患者，可每日給以各種果汁、菜汁，也可把果汁和菜汁混合後分多次飲用，如蘋果、梨、奇異果、胡蘿蔔等榨汁，以儘量增加各種營養素。另外，以少量多餐為好。

在烹調方面要多樣化，以煲湯和軟食為主，用色、香、味俱佳的飲食促進患者食慾。應避免過分油膩和油炸、油煎等不好消化的食物。

肝癌患者有時要由化療來控制自己的病情，那麼，患者在化療中及化療後應遵循什麼樣的飲食原則呢？

所有食物要少而精：

在化療期間患者會出現噁心、嘔吐或腹瀉等症狀，多數人食慾會減退。因此在選擇食物時要以高品質、高蛋白質與高熱量食品多樣化為原則，鼓勵患者堅持進食。若患者因嚴重嘔吐不能進食，導致營養不足時，應用腸外營養來補充葡萄糖和蛋白質。

多吃富含維生素C和維生素A的食物：

維生素C和維生素A能增強細胞功能，是阻止癌細胞生成擴散的第一道屏障，可增強抵抗力，抑制癌細胞的增生。富含維生素C和維生素A的食物有番茄、山楂、橙柑、檸檬、話梅、大棗、奇異果、胡蘿蔔、梨、蘋果等。可分別榨汁多次飲用，以增強食慾，幫助消化。

應少量多餐，逐步增量：

在化療反應較大時，一般以稀粥、爛面、雞蛋羹、牛奶、魚湯和果汁為主。以後可隨著反應減輕而增加飲食量，少吃多餐，以儘量增加基礎營養為宜。

肝移植患者在移植後營養上要注意什麼？

肝移植的患者多存在營養不良、肝性腦病、腹水等。手術前營養治療能改善其營養狀況，有利於治療肝性腦病和糾正腹水，提高手術的耐受力。手術後營養治療有糾正負氮平衡、減少併發症、促進機體康復的作用。

肝移植術後的早期營養治療：

術後患者靜息代謝率有所增加，但能量供給不宜過高，以免加重移植肝的負擔。蛋白質每天每公斤體重供給1.0～1.5克。移植肝糖代謝功能恢復約在術後6小時開始，糖類仍是肝移植患者主要的供能物質，占總熱能的50%～55%；水和電解質可根據患者具體情況供給，各種維生素和微量元素的補充液必不可少。

手術後機體處於應激狀態，同時臨床又應用大劑量的糖皮質激素，此時不宜給予過多的糖類，而應適當提高脂肪的供給量，應占總熱量的30%～35%。

手術後3～4天即可進流食，並逐漸過渡到半流食，再逐漸增加食物的濃度和量，直至完全經口進軟食或普食。對於衰弱且不能自主進食的患者，可採用管飼。一旦能經口進食，則鼓勵患者經口進食。

手術後的長期營養治療：

術後長期營養治療的目的是預防與營養相關的遠期合併症，如肥胖、高血脂症、高血壓、糖尿病、骨質軟化症等。每日每公斤體重供給能量30～35克／天，蛋白質1.0～1.2克／公斤/天，糖類占總熱能的55%～60%，脂肪占30%。同時注意補充各種維生素和礦物質。

宜用食物：

乳類、豆類及其製品、魚肉等富含優質蛋白的食物，新鮮蔬菜和水果等含維生素和礦物質的食物。主食選擇麵包、饅頭、花捲、包子等發酵麵食，術後早期可用管飼必要飲食，以減輕移植肝的負擔。

烹調方法：

飲食要清淡，菜餚加工應採用蒸、煮、燉、熬等方式，使食物易消化吸收。

忌用食物：

動物油脂、油炸食品；不可暴飲暴食， 若一次大量攝入食物，易加重肝臟負擔；少食辛辣刺激食物；絕對禁酒。

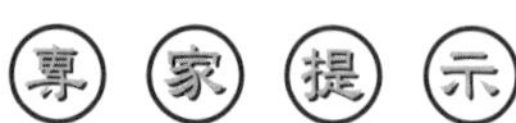
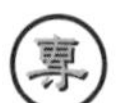
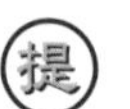

肝硬化伴腹水者還不宜喝汽水及可產生氣體的飲料，以免加重腹脹。伴脾胃虛弱者不宜喝冰鎮飲料，因為胃內溫度近50℃，冰鎮飲料入胃可使胃血管收縮，減少消化液分泌。

各類肝病的家庭食療菜譜

下面推薦幾款腹脹的食療菜譜。

蔥油蘿蔔絲

【原料】白蘿蔔250克，香菇25克，大蔥25克，調料適量。

【做法】香菇、大蔥、白蘿蔔切成絲，油鍋中放入蔥花、調料，將切好的蘿蔔絲放入鍋中炒熟即可，可隨意食用。

【功效】順氣寬脹，消食和胃。

金橘粥

【原料】金橘5個，大米100克。

【做法】金橘與大米同煮成粥，每日一次，連服7天。

【功效】開胃寬胸，疏肝理氣。

蘿蔔酸梅湯

【原料】蘿蔔250克，酸梅（烏梅）2個。

【做法】蘿蔔洗淨，切片，與酸梅入鍋加水同煮。飲湯。

【功效】行氣消食，和胃寬脹。

蔥油橘皮蘿蔔絲

【原料】蔥（連蔥白）5根，鮮橘皮50克，白蘿蔔500克，香菇50克，調料適量。

【做法】香菇、橘皮、蘿蔔洗淨切絲，蘿蔔加鹽醃漬片刻，去漬水；油鍋內放入青蔥煸炒，加香菇、橘皮絲調料調味後與蘿蔔絲拌勻即可。當天分次食用。

【功效】順氣寬脹，消食化痰。

大黃茶

【原料】生大黃10克（可加橘皮5克）。

【做法】生大黃用沸水沖泡，當茶頻飲。每日1次，連食3～5天。

【功效】清熱燥濕，行氣寬脹。

荸薺蕹菜湯

【原料】荸薺10個，蕹菜200克。

【做法】荸薺去皮，和洗淨的蕹菜加水共同煮湯，每天1次，連食7天。

【功效】清熱祛濕，通便消積。

金針菜湯

【原料】金針菜30克。

【做法】金針菜沸水浸泡洗淨後，加水煮湯，代茶飲。每日1次，連食7天。

【功效】清熱利濕。

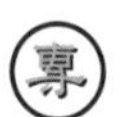

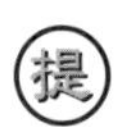

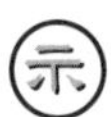

養肝重在睡眠。許多專家都指出，正是由於陰陽顛倒的生活習慣損害了肝臟健康。如果在春季進行食療的同時，再加上充足的休息，一定能將養肝進行到底。

出現肝腹水的患者應該怎麼吃

出現腹水的患者往往伴隨上消化道靜脈曲張，這時候吃東西要特別注意，一方面要補充足夠的營養，另一方面要注意食物中所含的纖維的成分，因此在提供高熱量、高蛋白、高維生素和適量脂肪的同時，還需強調少渣軟食，少量多餐。吃東西的時候要細嚼慢嚥，食物要細軟易消化，防止已有靜脈曲張的食管靜脈破裂出血。

要控制鈉鹽的攝入，每日以2～3克食鹽為宜，鹽多了會加重水的瀦留，對減少腹水不利。

另外，有腹水的患者要少食或不食含小蘇打的碳酸飲料。切記要忌菸酒、油炸、粗纖維、硬果類食品及帶碎骨、帶刺的食物，以避免引起上消化道靜脈出血。可選用有利尿消腫和活血化淤作用的食物，如冬瓜、玉米鬚、薏米仁、桃仁等。

有腹水的患者宜選用下面的食療菜譜。

三瓜湯

【原料】冬瓜、黃瓜、西瓜各100克。

【做法】將三瓜洗淨，連皮煮後，吃瓜喝湯。

【功效】清熱解毒，利水。

冬瓜粥

【原料】連皮冬瓜100克，大米50～100克。

【做法】冬瓜洗淨，切小塊，與大米加水煮粥飲食。每日1次，連服7天。

【功效】利尿消腫。

四紅益肝利濕湯

【原料】小紅豆60克，花生米（連衣）30克，大棗10枚，紅糖25克。

【做法】小紅豆、花生米洗淨，加水煮熟，加入大棗煮至棗熟，再加入紅糖調味，分早晚2次飲用，每日1劑，連用7天。

【功效】健脾利濕，行水消腫。

荸薺煮豬肚

【原料】荸薺10～15個，豬肚250克。

【做法】新鮮荸薺去皮，洗淨，切片，豬肚洗淨，切小塊，與荸薺加水同煮，食肚飲湯。每日1次，連食7天。

【功效】利尿退黃，補中益氣。

鯉魚紅豆湯

【原料】鯉魚200～250克，紅豆30克。

【做法】鯉魚去鱗，洗淨內臟，與紅豆加水合煮，飲湯。每日1次，連食7天。

【功效】利水消腫。

薏苡仁煮鱸魚

【原料】鱸魚200～250克，薏苡仁30克。

【做法】鱸魚去鱗，洗淨內臟，加水與薏苡仁同煮，飲湯吃魚。每日1次，連食7天。

【功效】健脾利水，滲濕。

全鴨冬瓜湯

【原料】鴨1隻(500克)，瘦豬肉100克，冬瓜500克，海參、薏米、芡實各50克。

【做法】鴨去內臟，與帶皮冬瓜、豬肉、海參、芡實、薏米共煮至鴨肉熟爛，調味後食用，分2天食完。

【功效】滋陰養血，利水消腫。

鯽魚紅豆商陸飲

【原料】鯽魚200～250克，紅豆50～100克，商陸3克。

【做法】鯽魚去鱗，洗淨內臟，與紅豆、商陸加水煮熟，飲湯。每日1次，連食7天。

【功效】補虛健脾，利水瀉水。

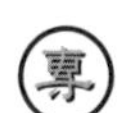
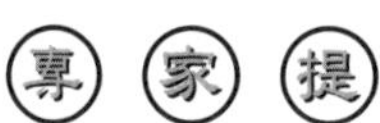
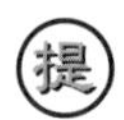
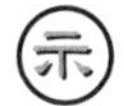

湯療是飲食療法的重要組成部分，對肝病患者日常健康有著不可忽視的作用，但湯療不能代替藥療，這一點一定要牢記。

你知道嗎?

肝病患者不宜喝低劣飲料

所謂低劣飲料，包括「三精水」「橘子水」等飲料。這類飲料皆由色素、香精和糖精混合而成；此外，肝病患者還不宜喝不合格的河水、井水製成的橘子水；不宜喝用舊瓶、舊罐裝的自製的低劣飲料等。這些飲料飲用後對患者的健康不利，甚至還可加重病情，所以選購飲料時要「五看一聞」：即看標籤、看色澤、看有無雜質、看是否混濁、看出廠日期和廠址；「一聞」：開瓶後聞有無異味等。

食慾減退的患者要合理選擇食物

對食慾減退的患者來說，營養上主要是要合理調配食物，可選擇一些保護性食物，如牛奶、雞蛋、瘦肉、魚、新鮮蔬菜和水果、豆類製品等。嚴禁暴飲暴食。另外，還可根據季節的不同，選用時鮮美味的可口食物，如嫩筍、鮮玉米、蘑菇、活魚、活蝦等。

可選用能促進消化、健脾胃的食物，如山楂、藕粉、菌類、新鮮蔬菜和水果等，不僅能增加食物纖維的攝入量，促進腸蠕動，還有助於消化和排泄。忌食油炸、油膩及生冷易產氣的食物，還要保持良好愉快的就餐心情，以增加食慾。

以下是一些益於食慾減退患者的菜譜。

蘿蔔絲肉餅

【原料】白蘿蔔250克，麵粉250克，瘦肉100克，調料適量。

【做法】白蘿蔔洗淨、切絲，與肉餡一起加入調料做餡，用麵粉包成餡餅，入油鍋烙熟食用。

【功效】消食開胃，行氣寬中。

山楂粥

【原料】山楂30克，大米60克，白糖10克。

【做法】山楂加水煮熟，去渣取汁，與大米、白糖加水煮粥食用。每天1次，連食5天。

【功效】消食除滯，健脾開胃。

橘茶飲

【原料】金橘、蜜糖或白糖適量。

【做法】金橘洗淨，去核，壓扁，放入糖中浸漬，每次1～2個，用沸水沖泡，分次代茶飲用。每日1次，連食3天。

【功效】行氣寬中，疏肝理氣。

白蘿蔔汁

【原料】白蘿蔔1000克。

【做法】白蘿蔔洗淨、絞汁，分2次服用。

【功效】順氣消氣，護肝消脂。

蜜餞橘皮

【原料】鮮橘皮250克，蜂蜜100克。

【做法】橘皮洗淨，切條，用蜂蜜浸漬1週後服用。每次10克，用沸水沖泡。代茶頻飲，也可當蜜餞食用。

【功效】行氣開胃，促進食慾。

梅花粥

【原料】梅花10克，大米100克。

【做法】用大米煮粥，煮好時加入洗淨的梅花稍煮即可。

【功效】開胃生津，疏肝解鬱。

蓮子豬肚

【原料】豬肚1個，蓮子50克，調料適量。

【做法】豬肚洗淨，蓮子泡發去心，放豬肚內，口縫好，加水燒開，小火燜至酥爛，取出切絲，加香油等，即可食用。

【功效】健脾養胃，增加食慾。

山藥扁豆粥

【原料】山藥50克，白扁豆15克，大米30克。

【做法】大米、白扁豆加水煮粥，煮好時加入山藥煮爛。每日1次，連食3～5天。

【功效】溫中健脾。

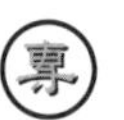

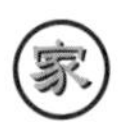

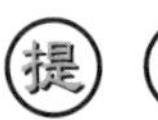

示

烹調時要注意菜餚的色、香、味、形，以促進食慾。

出現低蛋白血症的患者吃什麼好

對於出現低蛋白血症的患者，飲食上要供給足夠的熱量，碳水化合物宜300～400克/天。供給含維生素豐富的新鮮蔬菜、水果，特別是含維生素C、維生素B、維生素K和鐵豐富的食物。多選用優質蛋白，如魚、蛋、奶、豆類等。忌食煙、酒及有害肝臟的食物。有肝昏迷先兆的患者，應嚴格限制蛋白質的攝入。

低蛋白血症的患者該怎麼吃呢？

冬瓜燉鴨湯

【原料】冬瓜200克，鴨250克，海參50克，調料適量。

【做法】將鴨洗淨，與海參、冬瓜一起加水煮至鴨肉爛時，調味食用。每日1次，連食10天。

【功效】滋陰養血，利水消腫。

黑豆蓮藕乳鴿湯

【原料】乳鴿1隻，蓮藕250克，黑豆50克，紅棗4枚，調料適量。

【做法】將鴿去內臟後洗淨，藕洗淨、切塊，紅棗去核，黑豆先炒至豆衣裂開，將上述諸物加水燉熟，用調料調味，分次服用。

【功效】滋補肝腎。

銀耳燉鴿

【原料】白鴿1隻，乾銀耳15克，瘦豬肉100克，火腿25克，調料適量。

【做法】銀耳水發、洗淨，白鴿洗淨，與切片的豬肉燉熟，加入銀耳、調料再燉1小時，即可分次食用。

【功效】益氣養陰。

黨參黃芪燉鵪鶉

【原料】黨參20克，黃芪30克，鵪鶉2隻，調料適量。

【做法】鵪鶉洗淨，放入調料，與黨參、黃芪隔水蒸熟後即可食用。

【功效】健脾益腎。

鴨肉海參湯

【原料】鴨肉250克，海參50克，調料適量。

【做法】鴨肉洗淨，海參水發、切片，共入鍋中加適量水煮湯、調味。分次食用。

【功效】滋陰益氣，養胃生津，適宜氣陰兩虛型患者。

甲魚二子湯

【原料】甲魚約250克，女貞子15克，枸杞子30克，調料適量。

【做法】甲魚洗淨，與女貞子、枸杞子加水煮湯至甲魚爛後，調味服用。

【功效】適宜於肝腎陰虛者，滋補肝腎。

冬蟲夏草燉雞

【原料】冬蟲夏草3克，雞肉150克，調料適量。

【做法】雞肉洗淨、切塊，與冬蟲夏草同放碗中，加水適量，隔水燉至雞肉爛熟，加調料調味，食肉飲湯。每日1劑，連食20天。

【功效】適宜於脾腎陽虛者，健脾益腎。

熟地黃粥

【原料】熟地黃30克，大米100克。

【做法】熟地黃用紗布包好，加水煎汁呈黃色，入大米煮粥，煮好後去熟地黃，食粥。每日1次，連食15天。

【功效】滋補肝腎。

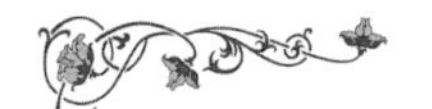
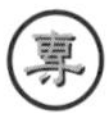
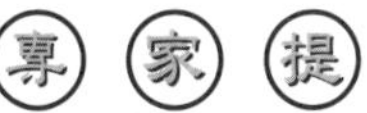
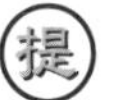
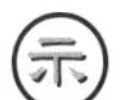

專家提示

在日常飲食中，肝炎患者可多食用一些能抗癌的食物，如米糠等。米糠中不僅含有豐富的B群維生素，能夠保護肝臟，而且米糠纖維吸附致癌有害物的效果相當好。

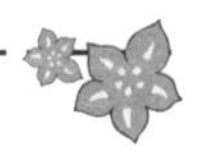

你知道嗎？

選擇湯料要注意季節特點

春季，濕邪極易傷害人體，使人們出現倦怠、精神不振、易疲勞、食慾欠佳等不良反應，對肝臟的生發功能極為不利。此時，宜去濕健脾護肝。可用玉米鬚60克，鮮蚌肉20克，加適量水，煲湯飲用；白眉豆100克，生苡仁100克，鮮鯽魚250克（去腸臟），煲湯食用；烏龜約500克（宰殺去內臟、頭和爪，連龜甲同用），鮮茯苓500克，將茯苓洗淨、切小塊，放入沙鍋內先熬一小時，然後入龜再熬3小時以上，調味，吃龜肉，飲湯。

可益陰柔肝的靚湯

慢性肝病患者在進行藥物治療的同時，可輔以一些傳統的食療方法，這對疾病的恢復很有好處。下面介紹幾種可益陰柔肝的湯。

紅棗枸杞子湯

紅棗含多種糖類，可為肝臟提供各種營養和能量，含有大量的維生素A、維生素B_2和維生素C等，能保護肝細胞膜抗氧化。枸杞子含維生素A、維生素B_1、維生素B_2、維生素C及鈣、磷、鐵等礦物質，能補血、降壓，抑制脂肪在細胞內沉積，並促進肝細胞再生；還可以降低血脂和膽固醇。本品主要適用於肝硬化、脾功能亢進患者。

菊花綠豆湯

綠豆含蛋白質、脂肪及碳水化合物，還含胡蘿蔔素和鈣、磷等礦物質，與菊花同煮能增加清熱解毒、利尿降壓的效果，對降低門靜脈壓力和治療腹水有輔助作用。

香菇芝麻肉湯

香菇含有多種人體必須的氨基酸和微量元素，如鐵、銅、鋅、硒等，也含有幾種多糖，食用本品不僅能提高身體免疫力，而且可促進細胞膜再生。

芝麻中含有大量的不飽和脂肪酸和豐富的維生素E，能降低血脂和甘油三酯的水準，消除肝內脂肪，對慢性肝炎和脂肪肝有一定的治療作用。

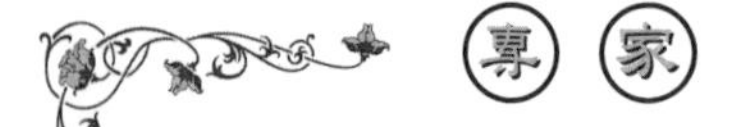

專家提示

用黃豆製成的，含優質蛋白、人體必需氨基酸和礦物質的鮮豆漿十分適合肝病患者喝。這是因為豆漿可參與肝臟合成蛋白質，有消腫利尿、清熱降火作用，有助於降低門脈壓，還可阻止肝硬化發展，給肝細胞提供各種營養物質。

肝病患者在做粥時，一定要注意把握粥的火候，熬煮時間宜長不宜短，熬粥用的鍋以沙鍋為宜，最好不要用鐵鍋。

急性肝炎的飲食調養

急性肝炎患者的飲食要分期而異。

急性期

在肝炎的急性期，使患者身心都能安靜的療養是最重要的。此時患者有發熱、黃疸、噁心、食慾不振等現象，所以無法吃太多的東西。因此，我們應該讓患者喝營養價值高的牛奶。患者營養不足時，應適量輸液，我們可以看情況讓患者吃流質或半流質的飲食。這些患者飲食中的糖分可以多一些，但味道不要太濃。

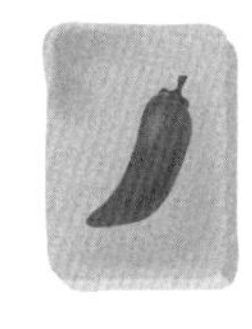

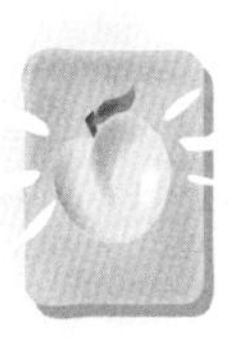

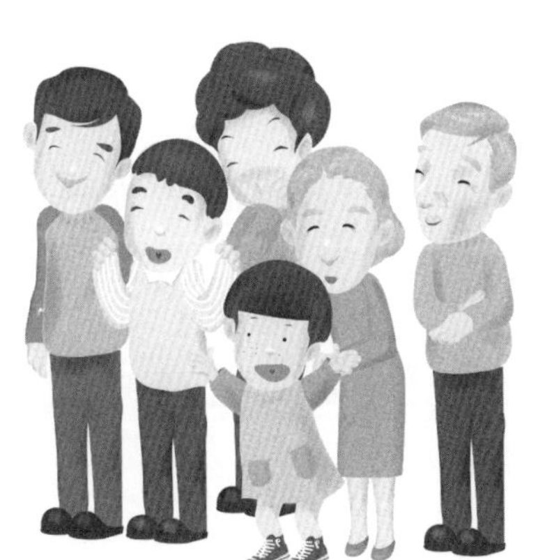

恢復期

黃疸消退後，患者的食慾增強。這段時期的飲食會影響疾病的恢復程度，為了使有病的肝臟儘快恢復功能，患者需要大量的營養，這時患者應吃高蛋白質、高熱量食物，而且在質和量方面都要充分。

專家提示

肝炎病人最好吃煮花生，這樣可將花生仁和花生衣同吃，花生同紅棗、小紅豆煮食，療效更好，因紅棗能安神補血，小紅豆有利尿消腫、解毒排膿的作用。

冬季治療肝病的食療方

冬季是肝病的高發季節。在這一季節中，肝病患者應適量補充蛋白質，足量補充維生素，適當補充微量元素和限制脂肪、糖的攝入量，下面介紹幾種適合在冬天食用的食療方。

慢性肝炎

黃芪山藥羹

【原料、做法】黃芪30克，洗淨；鮮山藥150克，切成薄片。先將黃芪放鍋內，加水適量，煮半小時，濾去藥渣，再放入鮮山藥片，再煮半小時，加鹽或糖調味即成。

【適用人群】精神疲乏、氣短懶言、面色蒼白、大便稀薄者。

蟲草燉鴨

【原料、做法】家鴨1隻，約重1500克，宰殺後去淨毛，剁去爪，剖除內臟，清洗乾淨；冬蟲夏草10克。將鴨放入沙鍋內，上面放冬蟲夏草、薑片，先以武火燒沸，後用文火慢燉1小時，待鴨煮爛後，加入鹽、味精調味即成。

【適用人群】慢性肝炎免疫功能低下、肝功能長期不能恢復者。

肝硬化

鯽魚黃芪湯

【原料、做法】活鯽魚1條，重約400克，去鱗及內臟，摳去鰓，洗淨；黃芪30克，切片，洗淨，用紗布袋裝好，紮緊口。先將盛黃芪的藥袋入鍋，加水適量，煮約半小時；再下鯽魚同煮，待魚熟後，撈去藥袋，加入薑、蔥、鹽、味精調味即可。

【適用人群】對肝硬化腹水有輔助治療作用。

桃仁粥

【原料、做法】桃仁15克，粳米50克。先將粳米淘洗乾淨。桃仁去皮，放入鍋中，加水500毫升，小火煎約30分鐘，取藥液，棄渣。將桃仁液和粳米同煮，加水適量，大火燒開後，小火至米爛粥成。每日1次，空腹食用。

【適用人群】有利於肝硬化的輔助治療。

脂肪肝

茯苓粉粥

【原料、做法】茯苓30克，粳米50克，紅棗10枚。將紅棗洗乾淨，粳米淘洗乾淨。紅棗、粳米入鍋，加水600毫升，武火煮沸後，改用文火熬成粥。

【適用人群】具有健脾除濕的功效，對脂肪肝、形體肥胖者較適宜。

山楂荷葉茶

【原料、做法】山楂15克，荷葉12克。將山楂洗乾淨，去核，切碎。將荷葉洗乾淨，曬乾，切成絲。兩藥混勻，沸水沖泡，悶約20分鐘即可。

【適用人群】脂肪肝肝區不適、脘腹脹滿、噁心欲吐者。

酒精性肝病

小紅豆薏米粥

【原料、做法】小紅豆、薏米各50克，加水共熬成粥。

【適用人群】具有健脾利濕、解毒的作用，適用於酒精性脂肪肝、酒精性肝炎患者等。

肝病患者在冬季還應注意兩個方面，一是心情愉悅勝過苦口良藥，二是切忌因天氣寒冷而放棄戶外活動。

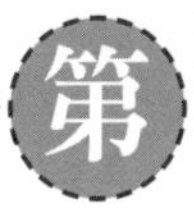
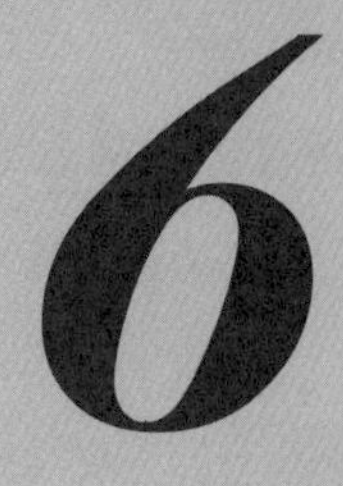
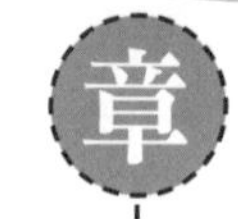

第6章 科學運動　強肝健體

生命在於運動，運動對於健康的體魄來說是至關重要的，對肝病患者來說，適度、合理的運動同樣對健康有利。但在這裏須特別提醒肝病患者，在運動之前最好做一個全面的檢查，然後根據個體條件選擇適宜的運動項目。

健康測試

肝病患者，你的運動量夠嗎？

肝病患者每天應進行多大的運動量才合適呢？一般來說，個人的運動量可能很難掌握，但美國的一位教授經過多年的潛心研究，設計出了一套測定個人運動量的方法。這個方法既簡單又便於使用，肝病患者有空時不妨測試一下吧。

睡眠：每睡一個小時記0.85分。計算一下你每天睡幾個小時，就按這個單位的乘積記分。

靜止活動：包括案頭工作、閱讀、吃飯、看電視、坐車等。這些活動的運動量最低，把消耗在這些活動上的時間加起來，以每小時記1.5分計算。

步行：如果是悠閒緩慢的散步，每小時記3分；如果是快步走，每小時記5分。

戶外活動：慢跑每小時記6分，快跑每小時記7分；游泳、滑冰每小時記8分；各種球類運動和田徑運動每小時記9分；騎自行車每小時記4分；做體操、跳舞每小時記3分。

家務勞動：每小時記5分。

測試結果

當你結束一天的各項活動之後，就可將各項活動的分數加起來。如果你獲得的總分數在45分以下，說明你的運動量不夠，應設法增加自己的活動量；如果你的總分數在45～60分，說明你的運動量正合適；如果你的總分數超過了這個限度，說明你的活動量已經過度，對身體沒有更多的益處，你應該調整一下自己的運動量了。

適合慢性肝炎患者的運動項目

運動鍛鍊有助於減輕慢性肝炎患者常有的神經官能性症狀，如神經過敏、失眠或情緒低落等；還有助於活躍腹腔血液，減輕肝臟淤血，增進食慾，改善消化和吸收功能等。

那麼，適合肝炎患者的運動有哪些呢？不適合的運動又有哪些呢？

慢性肝炎患者不宜做雙槓、單槓、舉重等運動，因為做這些運動需要屏氣用力，會使腹肌過分緊張。常常聽到有些慢性肝炎患者說：「腹部運動做多了，肝區有不舒服的感覺。」這是因為強烈的腹部運動，如仰臥起坐、騎自行車運動，會造成腹肌收縮和鬆弛，腹內壓變動較大，肝臟包膜受到牽扯，因而肝區可能會感到不適。

慢性肝炎患者適合做那些普通的放鬆性的腰腹運動，

如站立位做轉體運動、側體運動等，但做時要輕鬆，呼吸要自然，幅度不要太大。

肝炎患者每次運動時間不要過長，不要強調運動量，應該在疲勞出現之前結束運動，因為肝炎患者的耐力較差，而且易發生低血糖、疲勞等情況。每天體育運動的時間（氣功和散步時間不包括在內）不要超過半小時，可在上、下午各進行1次。同時要注意從小量開始，循序漸進，在逐漸適應的基礎上逐步增加活動量。不要在飯後或饑餓時進行運動。

肝炎痊癒後的一年，如沒有任何症狀，肝功能正常，且能適應日常活動，就可以根據體力情況，逐漸恢復原來運動量的鍛鍊。如在身體檢查時發現肝大，但沒有肝炎臨床表現和其他症狀，應在一個月內暫停劇烈運動，只做較輕的運動，如做廣播操、打羽毛球、打太極拳等，同時應密切觀察健康情況和運動後的反應。若經過一個月的觀察和復查，一切良好，肝大也恢復到正常範圍，運動量可稍增加。如果連小的運動量都不能適應，且有肝區疼痛、容易疲勞等現象出現，就應該減少運動量，甚至暫停體育運動，並做進一步明確診斷。

專家提示

患有慢性肝炎或肝炎綜合徵（肝炎已痊癒，只遺下若干輕微症狀）的人，只要肝功能正常或接近正常，且經一段時間觀察狀況較穩定，自覺症狀不明顯，就可以參加運動鍛鍊。

你知道嗎？

肝病患者運動時不宜太飽或太餓

肝病患者運動時不宜太飽或太餓。如果肝病患者在饑餓時運動，體內血糖過低，肝糖原要分解，會增加肝臟負擔。正確的方法是在運動前半小時進食產熱量418～836千焦（100～200千卡）的食品，如一杯麥片或果汁；也可吃幾塊奶糖或巧克力。另外，運動中應每20分鐘飲半杯至一杯水。體力充沛、運動時間超過1小時者，可選用運動員保健飲料。含有咖啡因、果糖或帶二氧化碳的汽水和飲品，不是運動時的理想選擇。

散步——肝病最佳的運動項目

醫生常對肝病患者說要注意休息，那麼，肝病患者可以運動嗎？選什麼運動項目最好呢？

經過長期的觀察研究，專家們認為，散步是肝病患者最好的運動選項。

散步，是一種走路的方式。1992年世界衛生組織提出：最好的運動是步行。《黃帝內經》也早有「廣步於庭」的保健名言。對於心、肝、腎等臟器有問題的人，跑步會加重血氧供應不足，而採用散步的方法，每跨一步腳底所受的衝擊是體重的1～2倍，僅為跑步的1／3左右，最宜於肝病患者的保健和康復。

當然，如何選擇散步運動的時機，並用好散步這一「法寶」，其中還大有學問。

一般而言，把握散步的原則是：走多走少，因人而異，步調快慢，辨病制宜。具體的方法有如下幾點。

半臥於床，爭取散步

凡需要臥床休息的肝病患者，雖然每天有大部分時間在輸液，或自覺周身無力，懶於起床，但也應爭取一切可以散步的機會，如在床旁、房間內或走廊裏走一走，哪怕走幾分鐘，對身體也很有益。

病情反覆，適時散步

凡病情時輕時重的患者，在病情稍有好轉，且醫生允許活動時，都應抓緊時間散步，並隨時根據病情，自己調整散步的時間和速度。

陰虛內熱，赤腳散步

不少慢性肝病患者自覺口乾舌燥、心煩易怒，特別是手腳心發熱、不舒服，這是久病耗傷、陰虛內熱所致，應採用赤腳散步的方法，尤以在鋪有卵石的路面上散步效果最好，因為透過腳底按摩、穴位刺激，可以起到保肝益陰、舒筋活血的作用。

肝氣鬱結，結伴散步

肝病一般病程較長，很多患者因擔心病情惡化而惶惶不安，甚至對疾病能否康復缺乏信心，這種心理狀態對治療極為不利。專家建議患者應每天與家人、親朋相約結伴，一起散步，由親情的交流，別有一番舒肝解鬱之效。

腰膝酸軟，倒行散步

倒行，即反其道而行之，一般散步是前進，而倒行散步，則是一步步往後退。據觀察，倒行的優點是能較好地讓腰椎骨骼、腓腸肌、背闊肌等得到必要的鍛鍊，能有效地緩解因慢性肝病引起的腰膝酸軟等症。

失眠多夢，睡前散步

肝病不論在早期還是在晚期都會讓患者產生睡眠障礙。尤其是在早期階段引起的苦惱、焦慮、恐懼等症，最容易讓患者出現失眠多夢現象；因為大多數安眠藥都要經過肝臟解毒，故不能用安眠藥來幫助患者入眠，這樣患者躺在床上睡不著，越害怕、緊張，越無法放鬆，往往使失眠更加嚴重。因為「放鬆」是睡眠的重要前提，那有什麼辦法能讓肝病患者的精神、心理和身體放鬆呢？

最好的方法莫過於散步，尤其是睡前在綠樹叢中散步後，能讓患者輕鬆安然地入睡。

專家提示

散步，關鍵在於一個「散」字。散，沒有約束；散步，隨便走走，像藍天輕輕飄動的白雲，也像綠樹山野緩緩流動的溪水，自然放鬆，無憂無慮，恬靜逍遙，故也有「散心」的說法。

脂肪肝患者的運動處方

運動處方由5項基本要素組成，即運動種類、運動強度、運動持續時間以及運動實施的時間帶和實施的頻率。脂肪肝患者運動所消耗的能量多少主要取決於這5項基本要素，故實施運動療法應方法合理可行，否則不僅不能產生預期的效果，甚至可能使病情惡化。

為了使運動療法安全、有效地實施，應以運動前記載的各項檢查結果為基礎，根據每個人的具體情況制定個體化的運動處方。在開始運動前要有一個準備階段，時限一般為10～15天。可以做一些輕便的運動、調整呼吸的運動，使心血管功能逐步增強。待身體適應體力活動後，就可逐步過渡到選擇強度較大的肌肉鍛鍊和以時間較長的耐力鍛鍊為主的運動項目。

另外，要重視運動後的放鬆活動。

脂肪肝患者的運動項目應以低強度、長時間的有氧運動為主。以有氧代謝為特徵的動力性活動對脂肪肝患者降脂減肥、促進肝內脂肪消退的效果較好。脂肪肝患者應根據自己的愛好、原有的運動基礎、肥胖程度、體質、居住環境以及年齡等因素，選擇不同類型的有氧運動項目。運動的種類盡可能不需要特別的技術和器械，最好是不論在什麼地方、什麼時間都能實施，運動強度也不宜過強，以有利於調節為宜。

有人認為，脂肪肝患者最好的運動是步行，因為步行自始至終是有氧運動，且最符合人體生理解剖特點；並且，有研究表明，在相同的速度和距離上，跑步的減肥作用比步行差。

另外，日常事務活動被動的體力消耗並不一定很大，但勞神耗時帶來的疲勞感卻很明顯，況且常常是身體局部的感覺過強，如久站後腰酸背痛等。因此，對於整日忙於工作或家務的脂肪肝患者，仍應進行短時的全身性鍛鍊。

脂肪肝患者怎樣掌握運動量？

減肥降脂運動能否取得滿意的效果，往往取決於運動量的大小是否掌握得當。運動量過小，不能消耗多餘的熱量，減肥效果就不理想；運動量過大，超過身體的負擔能力，又會造成過度疲勞和運動性損傷及血壓升高等不良反應，更影響健康。

合乎目標的運動程度要比日常活動稍強，最大吸氧量的60%的強度運動，減肥降脂效果最為顯著；而低於最大吸氧量的40%的運動，則起不到減肥的作用。由於最大吸氧量與最高心率密切相關，因此，強度目標常用心率或脈搏衡量。脂肪肝患者運動時心率或脈搏至少應維持在每分鐘100次以上，最多不超過（200—年齡）次的程度。要是鍛鍊後的心率和預計值差不多，說明運動量合適。要是低於這個得數 5 次以上，說明運動量過小；而超過這個得數 5 次以上，則說明運動量過大。

應注意心率並不總是與運動強度相關，並且，有些患者很難正確測定心率。因此，對於脂肪肝患者來說，往往不以心率作為運動強度的目標。

脂肪肝患者應根據運動後的勞累程度和脈搏來選擇適當的運動量，以運動時脈搏加快、持續30分鐘以上，運動後疲勞感於10～20分鐘消失為宜。亦有人認為，運動量之大小以達到呼吸加快，微微出汗後再堅持鍛鍊一段時間為宜。鍛鍊後若有輕度疲勞感，但是精神狀態良好，體力充沛，睡眠好，食慾佳，說明運動量是合適的；若是鍛鍊後感到十分疲乏，四肢酸軟沉重，頭暈，周身無力，食慾欠佳，睡眠不好，第二天早晨還很疲勞，對運動有厭倦的感覺，說明運動量過大，需要及時進行調整。

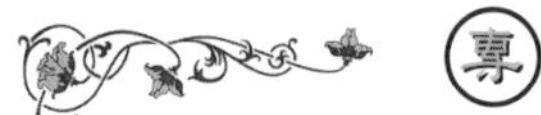
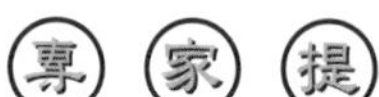
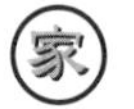
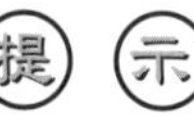

專家提示

鍛鍊過程中如果出現呼吸困難、面色蒼白、噁心嘔吐等情況時，應立即停止運動，必要時可採取相應的處理方法。

你知道嗎？

肝病患者運動後不宜吃冷飲

運動後不宜馬上吃冷飲，最好喝溫熱飲料。因為人在運動時產生的熱量會增加，胃腸道表面溫度也會急劇上升。據測定，人運動1小時所產生的熱量能把6公斤水燒開，如果運動後吃大量冰塊、冰磚、霜淇淋、冰汽水等，它們的強冷刺激會使胃腸道血管收縮，減少腺體分泌，導致食慾銳減、消化不良，對肝臟康復是有害無益的；並且驟冷刺激，進而使胃腸痙攣，甚至誘發腹痛、腹瀉，牙齒、咽喉因冷刺激而產生功能紊亂，可繼發炎症。

慢性肝病患者的運動攻略

慢性病毒性肝炎同時伴隨消化系統、內分泌系統、神經系統、免疫系統功能的損害，呈惡性循環狀態，人體自身抗病毒能力隨著病程的延長而逐漸降低，而目前全世界又無特效抗病毒藥物，這是病情遷延的根本原因。

因此，慢性肝病患者應該做好自我健康管理，主動調動自身的抗病毒能力，從飲食、運動、心理調試以及臨床藥物等方面全方位提升健康指數，這是控制病情、促進康復的先決條件。本文主要針對肝功能相對正常的慢性肝病患者的運動提供建議。

運動方式——選擇鬆弛身心的運動

肝臟的血液供應受植物神經支配，當人們緊張的時候，人體血流會重新進行分佈，心臟、大腦以及肌肉等的血液供應增加，而肝臟的血液供應相對減少，所以，選擇讓神經放鬆的運動是最佳方案。

比如練習氣功，或者在安靜場所打打太極拳，或者散步等。這樣可以促進肝臟的血液供應，從而達到濡養肝臟的目的。當然這裏所說的放鬆不僅僅是指心情平靜，而是指沒有任何緊張興奮的情緒。跑步、器械訓練都不屬於精神放鬆的狀態。

運動時間

肝功能相對正常的慢性肝病患者每次的運動時間可以控制在30～60分鐘。不要過長，不要強調運動量，不要憑個人毅力堅持運動；應該在疲勞感出現時即結束運動，這是因為肝炎患者的血糖調節能力有所下降，極易感到疲勞。

躺著休息

人體在靜躺的時候，通過肝臟的血液達到總血流量的60%，而站立時僅為30%，緊張激動的時候就更少了，所以醫生建議慢性肝病患者應動靜結合，動則緩，靜則躺。

總之，恰當的運動是身體修復的前提，對於慢性肝病患者來說，是提升自身免疫能力的必要條件。儘管改變生活方式是件困難的事情，但是如果這種改變能換來健康，就沒有克服不了的困難，因此專家建議慢性肝病患者及早改變對肝病治療不好的生活習慣，生命才會有奇跡發生。

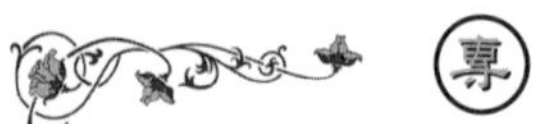

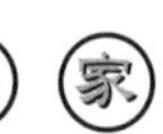

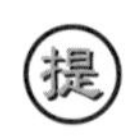

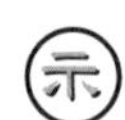

慢性肝病患者要注意從少量運動開始，循序漸進，在逐漸適應的基礎上逐步增加活動量。不要在飯後或饑餓時進行運動。

肝病患者夏季運動要做到3個最佳

夏季天氣悶熱，不適當的運動會使身體大量出汗，引起體內水分和電解質的丟失，使得能量大量消耗，肝臟血流相對不足，進而影響肝臟細胞的營養滋潤，造成肝臟組織損傷和人體抵抗力下降。因此，肝病患者夏季運動要注意以下3個最佳。

最佳運動時間：

吃完晚飯1小時後。肝病患者，特別是肝功能異常者，其耐受力較正常人差，易疲勞，在高溫狀態下活動更容易中暑，從而會加重病情。因此，要儘量避免在陽光下暴曬。晚飯1小時後，一般在19～21時之間，人體的各項功能處於平穩狀態，全身血液分配均衡，最適合肝病患者進行運動。

最佳運動強度：

根據症狀決定。總的原則是以不疲勞、每次活動微微出汗為度。在鍛鍊過程中，若感到肝區部位脹痛、全身乏力不適，應停止運動，並平臥休息，以增加肝臟的血流量，減輕肝臟的負擔。

最佳護肝措施：

運動前要休息30分鐘。吃完飯後要靜坐休息至少30分鐘，然後再去散步。這對肝臟的保養，尤其是對有肝病的人來說是非常必要的。

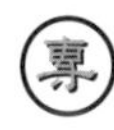

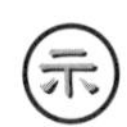

專家提示

由於天氣的原因，肝病患者在夏季特別容易放棄運動。這時，肝病患者應努力堅持下去，這樣才能取得良好的養肝、護肝效果。

B型肝炎患者千萬不可過量運動

B型肝炎患者的運動原則是：運動強度適當、持續時間適宜、運動形式多樣。可以選擇乒乓球、羽毛球、健身跑（走）、韻律操、太極拳（劍）、游泳等有氧運動。

但由於各個患者的體質、病情等不同，所做運動也有所區別。

若以調理心肺功能為主，則可以選擇健身跑、簡化太極拳、放鬆操，且運動時應注重動作的柔和及呼吸的均勻。

若以增強柔韌、靈敏為主，可以選擇關節操、乒乓球，且運動時應注重運動形式的多樣化。

若以發展全面素質為主，可以選擇韻律操、投籃、跳繩，運動時應注重運動的休閒娛樂和心理的愉悅放鬆。

不管運動以何種類型為主，運動持續時間均為每次20～30分鐘，運動頻度均為每週3～4次。且每個人可根據自己的年齡、體質、疾病的輕重不同，來摸索出適合自己的運動量。總的原則是以不疲勞、每次活動以自覺微微出汗為度。

另外，在鍛鍊過程中，還應加強自我監督和臨床檢查，隨時注意身體反應，特別是肝區部位的感覺。若感到肝區部位脹痛、全身乏力不適，應停止運動，平臥休息，以增加肝臟的血流量，減輕肝臟的負擔。

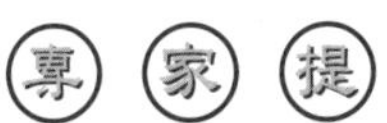

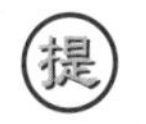
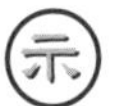

專家提示

肝病患者運動後如果食慾好轉，身心愉快，乏力症狀減輕，肝功能有所改善，則可在此基礎上量力而行地增加活動量。

你知道嗎？

太極拳對肝病患者的好處

太極拳是我國傳統的養生運動，肝病患者經常打太極拳，可增進血液循環，加強肝病患者機體的免疫功能，舒緩心情，防止病情進一步惡化。太極拳動作緩慢，呼吸深長，是較好的有氧運動，能加速血液循環，增強內臟功能，對呼吸、消化系統病症、心血管、關節炎、神經衰弱等慢性病的調養頗為有效。

同時，太極拳強調中氣、動靜兼修，自始至終必須氣沉丹田，心無旁騖，久而久之，中氣盈溢，行於手臂，達於周身，節節貫穿，百脈暢通。太極拳講究用意，即用意識支配肢體，進行緩慢的活動，不僅可以增強大腦中樞神經功能，還能保持精神飽滿，增強記憶力。太極拳的動作始終為持續不斷的弧形動作，這使全身肌肉群和肌肉纖維共同參加活動，能夠拉長肌肉，活動關節。太極拳的動作講究勻、慢、圓、柔，手腳相隨，連綿運動，可使人體骨髓、肌群、關節、血管、韌帶組織得到有節奏的舒展、運動，從而使身體勻稱，關節靈活，身材健美。

脂肪肝患者運動前先體檢

運動可有效減少內臟脂肪含量，改善胰島素的抵抗力，進而減少肝內脂肪沉積，防止脂肪肝惡化，減輕脂肪肝的程度。運動對多數脂肪肝患者來說是有益的，對肥胖型脂肪肝患者來說更是如此。

不過，脂肪肝患者運動前最好能做個全面的體檢，以排除心、腦、腎等器官的併發症。如果真有問題，千萬別盲目運動，否則很容易發生意外。即使一定要運動，也須在醫生的指導下進行。

此外，因妊娠、營養不良、毒物、藥物等原因導致的脂肪肝患者也最好別自行運動。

那麼，什麼樣的運動對脂肪肝患者來說最為適宜呢？通常，中等強度的有氧運動就行。患者可以根據自己的興趣愛好及作息時間，合理安排自己喜歡的運動方式，如慢跑、騎自行車、上下樓梯、打羽毛球、跳繩、游泳等。每次30～60分鐘，每週堅持至少3～5次。其中最佳的運動方式則是大步快走，且每次至少走3公里。

運動過程也要注意循序漸進，應逐漸增加運動量，以將心率控制在每分鐘125次的中等強度範圍以內、運動後疲勞感於10～20分鐘內消失為宜。鍛鍊後如有輕度疲勞感，但是精神好，體力充沛，食慾、睡眠俱佳，說明運動量正合適。

需要注意的是，每次運動前最好適當熱身5～8分鐘，活動四肢關節、頸、腰，以防肌肉、韌帶損傷，運動後不要馬上坐臥休息，應適當放鬆，使心率、呼吸逐漸恢復至運動前的水準。

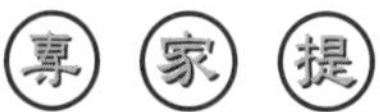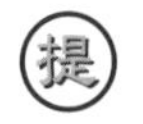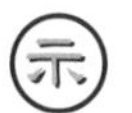
專家提示

老年患者運動時別離家太遠，儘量和朋友一起去。同時，應隨身攜帶急救藥品及健康記錄卡，以便出現意外情況時能得到及時救助。

肝病患者宜循序漸進地運動

運動可以增強機體的功能，促進新陳代謝並增加機體的抵抗力，而且可以改善患者的心理狀態，調節患者的情緒。對肝病患者而言，一定要進行科學的適度運動。

但慢性肝病患者在運動時一定要循序漸進，運動量不能太大。以不感覺疲勞為准，即在運動後感覺疲乏，但在稍事休息後即可恢復為適宜的運動量。

運動項目可根據自己的愛好及年齡而異，年輕人可以選擇慢跑、羽毛球、乒乓球等，老年人則以散步、太極拳等為宜。運動貴在堅持。如果患者肝功能異常，則必須減少運動；症狀較重者則要多休息。

但完全臥床休息、絕對不運動，對疾病恢復並無好處，應勞逸結合。這樣既可鍛鍊身體，改善消化功能，還可以改善不良情緒，轉移注意力，有利於患者恢復健康。

但是當病情嚴重時則必須臥床休息，從而增加肝臟的血流量，以利於肝細胞的修復。

肝病患者一定要避免重體力勞動、運動量大的活動、熬夜等，還要以樂觀的心態客觀地面對疾病。

你知道嗎？

脂肪肝患者運動時要注意心率

專家指出，脂肪肝患者在選擇基礎治療後，除了平日注意忌酒、合理飲食、糾正不良的生活方式外，進行運動也非常重要。

但要注意，患者在做中等強度有氧運動時，如果運動過量會造成機體免疫力下降，反而容易誘發多種疾病，因此把握「接近而不超過靶心率」的原則尤為重要。

一般來說，靶心率為170減去年齡的數值。例如：60歲的老人，靶心率就是170－60＝110(次／分)。這位60歲老人在運動的時候，可隨時測算脈搏，把心率控制在110次／分以下，這時的運動強度就是合適的。如果運動時的心率只有70～80次／分，離靶心率相差甚遠，就說明還沒有達到有氧運動的鍛鍊標準。

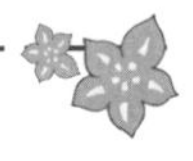

脂肪肝患者運動時需注意的事項

脂肪肝患者在運動時，一定要注意下面這幾個注意事項：

患者需準備一張醫療卡，寫上自己的姓名、住址、聯繫電話、聯繫人、患病情況等，運動時要將其攜帶於身，如發生意外時可供別人及時判斷和處理。

選擇合適的運動鞋。除透氣性好外，還應有一定的伸展空間，避免腳部與鞋幫摩擦而引起皮膚損傷。鞋底要有一定厚度和較好的彈性，以減少運動對下肢關節的撞擊力。

如運動後出汗較多，不宜馬上洗冷水浴或熱水浴。正確的方法是，待運動後心率恢復正常，擦乾身上的汗水，再進行溫水淋浴。

運動時要注意避免為求減輕體重而隨意加大運動量。高強度的運動不僅不能改善血脂代謝，反而可能會促使血脂代謝異常的發生。

伴有糖尿病的患者，運動時最好隨身帶些餅乾、糖果，在有低血糖先兆的情況下及時食用。此外，還要與藥物、胰島素等治療相互協調，避開藥物作用高峰期，以免發生低血糖。

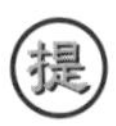

專家提示

患者在運動鍛鍊期間，既要控制飲食，又要保證足夠營養以供應身體需要。同時，要注意及時調整藥物劑量，儘量以最小量的化學手段和最大的生理性措施，來達到最佳的治療效果。

「扭」一「扭」，扭掉脂肪肝

施行扭動，可以使我們的肌肉組織更加結實而且不易受傷，同時還可以鍛鍊我們的骨頭和韌帶，而這些部位在平時運動中很少鍛鍊到。所以說，扭動也是不錯的健身方法，對於無暇鍛鍊的脂肪肝患者來說，就更是如此。

下半身的俄羅斯式轉體運動

平躺於地面。

雙臂放在身體兩側，緊貼地面，掌心朝上。

屈膝提臀呈90°，將小腿置於健身球上。

將腿擺向左側，同時讓小腿和腿窩始終與球體保持接觸。

將腿的位置復原，只利用腹肌的力量完成動作，儘量避免臀部用力。

而後，向右側重複一遍剛才的動作。

運動時注意保持頭部、背部、雙臂緊貼地面。

阻力帶鍛鍊旋轉

選擇一條彈性較小的健身帶，將其固定在牆壁上。

調整自己與固定物的距離，使健身帶剛好拉緊。

雙腿及臀部與地面保持垂直。

用手在身前畫一個弧形，同時上半身向左側旋轉90°；轉回到初始位置後，再向右側旋轉90°。注意用腹肌發力控制。

運動過程中保持臀部位置不變。

前弓步壓腿轉體

雙腳與肩同寬。右腳向前跨出一大步，左腳腳跟離地。

上身保持直立。雙手持健身球並伸向前方。

左膝離地不超過10公分，右膝不越過右腳趾，重心落在兩腳之間。軀幹下沉，上半身先向左側旋轉 45°，然後再向右側旋轉，重複剛才的動作。運動過程中多借助腹肌的力量，保持臀部垂直。

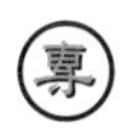
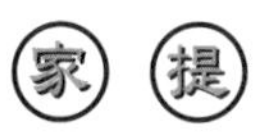
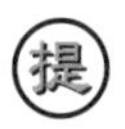

專家提示

為了達到運動效果，脂肪肝患者可以正壓腿，左八下，右八下，做八八拍；也可仆步壓腿：左八下，右八下，做八八拍。

你知道嗎？

脂肪肝患者運動時要具體情況具體對待

脂肪肝患者運動時要具體情況具體對待。患者的具體情況包括：性別、年齡、體重、平時活動量的大小、鍛鍊場所的條件、工作的特殊性以及是否伴有其他疾病等。

比如說，一般以餐後散步為宜，但對有些患者來說可能就不適宜；對一些伴有下肢關節退行性病變的患者來說，則不宜選擇類似慢跑、登梯等關節活動度較大的運動；同樣年齡和其他健康狀況相似的男女青壯年，由於性別、體型的不同，所給予的運動量也應不同，這就是為何在治療脂肪肝時一定要由專業醫師根據患者的具體情況進行綜合評估後做出相應指導的原因。

第

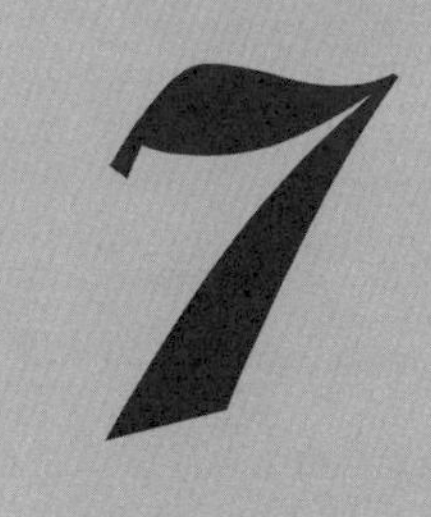

章

憂鬱傷肝　保持樂觀

人們常說：身體的健康在很大程度上取決於心理的健康。眾所周知，怒傷肝。因此，肝病患者忌過分憂鬱、感情脆弱、喜怒無常、情緒波動，一定要保持樂觀的心情、開朗豁達的態度及平和的心態。

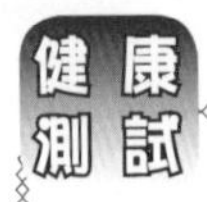

肝病患者要學會減輕心理壓力

作為特殊人群，肝病患者在日常生活中要承受巨大的壓力，產生諸如抑鬱、焦慮等不良情緒，因此，肝病患者應學會減輕自己的心理壓力。

下面的測試，可以測試出你應付壓力能力的大小。請誠實地回答下面的問題。

1. 你的家庭支持你嗎？如果是的話，請你記10分。

2. 你是否以積極的態度執著追求一種愛好？如果是，請記10分。

3. 你是否參加每月集會1次的社會活動團體？如果是，記10分。

4. 你經常做一些所謂的深度放鬆嗎？至少1週做3次，包括安神、靜思、想像、做瑜伽等，如果是，請記15分。

5. 如果你每週堅持鍛鍊身體，每次在半小時以上，每鍛鍊1次，請記5分。

6. 如果你每天吃1頓營養豐富的飯菜，請記5分。

7. 如果你每週都做一些你真正喜歡做的事，請記5分。

8. 你在家中備有專門供你獨處和放鬆的房間嗎？如果有，請記10分。

9. 你在日常生活中會巧妙地支配時間，請記10分。

10. 如果你平均每天抽1盒菸，請減10分。

11. 你是否依賴飲酒或吃安眠藥來幫助入睡？如果你每週有1個晚上這樣，請減5分。

12. 白天，你是否靠飲酒或服用鎮靜藥來穩定急躁的情緒？如果你每週有1次，請減10分。

13. 你是否經常將辦公室的工作帶回家中「開夜車」？如果是，請減10分。

測試結果：

理想得分是105分，得分越高，說明你對付壓力的能力越大。如果你的得分在50～60分或以上，說明你已具有應付一般性壓力的能力。得分在50分以下，提示你應該增強應付壓力的能力。

正確認識肝病

有人認為得了肝病就是得了不治之症，每天惶惶不可終日，對人生、生活都失去了激情和希望；有些人認為得了肝病沒什麼大不了的，依然我行我素、聽之任之、不管不問；還有一些人將肝病患者拒之於千里之外，生怕他們把病傳染給自己，這都不是認識肝病的正確心態。那麼什麼是認識肝病的正確心態呢？

對於肝病患者來說，既要認真對待它，又要藐視它，就是我們經常所說的在戰術上要重視它，在戰略上要藐視它。這句話怎麼講呢？

首先，我們要承認肝病的確是一種病，而且是一種非常難纏的病，甚至要知道有些慢性肝病無法在短時期內治癒，甚至終身都無法治癒。還要知道肝病不是一種只靠藥物治療就能治好的病，一定要在我們日常生活的飲食、休息、運動、心理等各個方面都要注意，不能像健康的人一樣完全沒有顧忌、隨心所欲地生活，一定要遵循醫生的囑咐和要求；同時還要按時吃藥，不能過度勞累，要處處小心，因為自己是一個肝病患者，不能像正常健康的人一樣不考慮身體狀況。

但是另一方面，又不能時時刻刻為自己是一個患者而一籌莫展、眉頭緊鎖。不要因為自己患了肝病就覺得幹什麼事情都沒有意義了，覺得自己什麼用也沒有了。其實這種想法是完全錯誤的。其實，肝病患者只要在生活中注意禁忌，完全可以像健康人一樣生活。如果這時只考慮自己一個人的感覺，家人和朋友看見你這樣的心態，他們就會感覺非常失望和痛心。所以振作起來吧，其實事情完全就不是你想像的那個樣子。如果這時你對自己沒有信心的話，最好找醫生諮詢一下，不相信自己總該相信醫生吧。不要杞人憂天，到頭來說不定本來沒有什麼大礙，反而讓你愁出了大病。

有些人對肝病沒有一個正確的認識，認為只要和肝病患者接觸就一定會傳染上肝病，對他們退避三舍。其實這種想法是不科學的，有些肝病只有在某種條件下才能傳染，有的肝病甚至根本就不傳染，所以對待肝病患者，要有一種正確的心理。他們是患者，本身在心理、身體各方面都承受了很大的壓力，如果還要承受來自社會的歧視和不諒解，這無疑是雪上加霜。

總之，不管怎樣，都要用正確的心態看待肝病，心態決定一切。

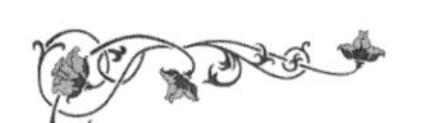

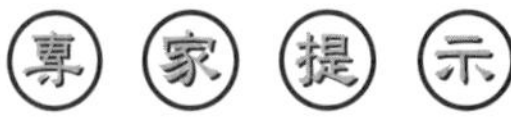
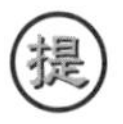
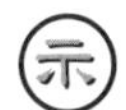

專家提示

肝病患者的心理健康非常重要，得了肝病後，首先應從心理上重視這個疾病，聽從醫囑，及時治療，不可有消極的情緒。

你知道嗎？

肝病患者改變情志對自己有好處

與肝病密切相關的情志變化主要有怒和思兩種。「怒傷肝」「思傷脾」，暴怒和憂思過度可導致肝膽和脾胃氣機鬱滯、功能失常，進而出現胸肋悶痛、腹脹、噯氣、納呆、倦怠乏力、大便不調等症狀，甚至誘發或加重急性肝炎及肝硬化的臨床症狀。

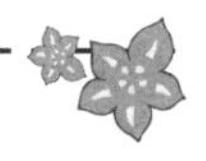

肝病患者常見的幾種心理

肝病患者常存在下列幾種心理，瞭解這幾種心理後，對症下藥，方能取得良好的治療效果。

破罐子破摔型

反正已經沒救了，能活幾天就是幾天，不注意保養，完全隨心所欲，對肝病患者應該注意的飲食禁忌完全不放在心上，喜歡吃油膩的就吃，喜歡吃辛辣的就買，反正餘下的生活不多了，好好享受就行。

患得患失型

這個不敢吃，那個也不敢用，唯恐對身體不好。某天晚上晚睡著了一會，就以為自己失眠了，第二天早上一大早就趕緊跑到醫生那裏去求救，說自己失眠了，這是為什麼呀，是不是病情又惡化了呀。不敢一個人上街或做運動，必須時時刻刻有人陪著，只要剩下自己一個人就會擔心這個，害怕那個。

消極頹廢型

這種人還是照常上班，但是工作熱情明顯下降，對社會交往不太有興趣，喜歡一個人打發生活，活在自己的世界裏，不願意與人分享自己的喜怒哀樂，幹什麼事情都沒有動力，也沒有什麼好的願望。藥照常吃，生活照樣繼續。

積極向上型

認為態度決定一切，要用樂觀的、積極的心理去打敗一切，注意養肝、護肝，但不會被肝病絆倒。以前的生活狀態沒有被打亂，做事情仍然會追求最好，樂於把自己的喜怒哀樂和別人分享，常常運動鍛鍊，以增強抵抗力，會定期向醫生諮詢。

易怒自卑型

對於肝病抱有恐懼心理，表現出不安情緒，煩躁不安，易怒易暴；同時又害怕自己得了肝病會受到社會、朋友的歧視，不肯與他們接觸，不願交流，但同時又渴望獲得關心和幫助，自尊心特別敏感。

藥物盲目依賴型

只要看見什麼廣告，或者是道聽塗說有什麼治療肝病的藥品，不諮詢醫生，也不知道是否適合自己的病情，就抱著一種萬一對自己有用的心理去嘗試。

針對以上種種心態，我們認為，生活仍在繼續，我們能做的就是盡我們自己最大的努力，讓自己的身體恢復健康。

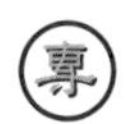

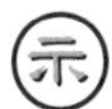
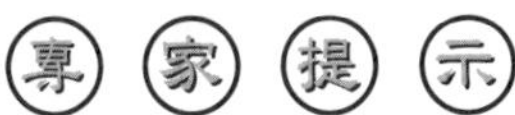

專家提示

肝病是一種很纏人的疾病，得了以後一定要正確對待，積極治療，不要自怨自艾。

你知道嗎？

肝病患者應注意情志調養

肝病患者首先要對自己的疾病有一個正確的認識，凡事要看得開，保持樂觀的精神狀態，積極配合治療，這樣才能加速疾病的痊癒。

肝病患者要遠離壞心情

眾所周知，怒傷肝，因此，肝病患者應時常告誡自己不要生氣，不要發怒。然而，你做到了嗎？有位哲人曾說過，在一切對人不利的影響中，最能使人短命夭亡的就要算是不好的情緒和惡劣的心境了。人的焦慮、發怒、憂愁都會對肝病的防治效果產生巨大的影響，闊達的肝病患者會長壽，而憂傷的肝病患者往往會短命。

人都有七情六慾，都有喜怒哀樂，都會受到外界事物的刺激，會對受到的刺激產生一定的回饋，這就是我們所謂的心情。當我們受到不好的刺激時便會生氣、發怒，可是發怒不單單是一種心情，它還會對我們的身體健康產生一定的影響。由此可見，身體的健康在很大程度上取決於心理的健康。

當人情緒低落時，人體的免疫力就會下降，就會容易得病。暴怒往往會使人處於不平靜狀態，使腎上腺素分泌異常而損害機體的主要器官之一——肝臟，肝臟內又分佈著豐富的交感神經，氣惱、憂愁會直接影響交感神經，導致肝臟缺血，進而影響肝細胞的修復和再生；而且盛怒之下交感神經會異常興奮，導致血壓升高，胃腸蠕動減弱，消化液分泌減少，肝靜脈回流障礙，久之則會導致肝臟受損，甚者可誘發癌症。

快樂的心情勝過十服良藥，所以收起你的不良情緒，保持開朗、樂觀、向上的心態吧。或許你會覺得自己很難抑制自己的不良情緒，但是在生氣之前想一想你這樣發脾氣值得嗎？要知道發脾氣傷了你的肝，弄壞了你的身體，到最後受罪的還是你自己，何必呢？

如果實在憋不住了，可以向朋友訴說一下自己的鬱悶心情，千萬不能讓不愉快的情緒伴你過夜，生氣也解決不了事情，那又何必為難自己呢？

專家提示

肝病患者要學會宣洩自己的情緒，不妨哭一哭吧。哭的時候，內心的壓力會隨之一塊兒宣洩出來，哭完時，心中自然會有一種輕鬆感。

你知道嗎？

肝病患者的心理作用

肝病是一種常見的多發病，對身體健康影響很大，可是目前還沒有很理想的特效療法，因此，不管誰得了肝病，都可能產生不同程度的恐懼、緊張、悲觀等心理。這些失衡的心理與不穩定的思想情緒，會直接影響藥物的療效，關係到病情的轉歸。

肝病的心理保健療法

得了肝病之後，良好的心理是治療肝病的關鍵。有些人在得了肝病之後，因為考慮到傳染問題，會漸漸減少與人的接觸，無形中把自己封閉起來，甚至讓自己產生了孤僻、自卑心理。而且隨著時間的延長，醫藥費往往又成為肝病患者的顧慮之一，肝病患者又會因此而產生焦慮、憂愁、情緒低落、悲觀等問題；進而使得患者對於外界的刺激變得越來越敏感，甚至產生憤怒、發脾氣、情緒不穩定等一系列心理問題。

擺脫心理問題對治療肝病有很大的影響，怎樣才能擺脫這些心理問題的困擾，養成積極開朗、樂觀向上的心理，是一個肝病患者能否康復的首要問題。下面就向肝病患者介紹一些相關的方法，或許會對他們有所幫助。

發洩情緒

人遇到不高興的事情後，往往會產生不愉快的情緒，這是人之常情，但是如果壓抑自己，把怒氣藏在心底就會對肝臟造成損害。這時不妨把這些情緒用哭的方式發洩出來。哭，是一種常見的發洩方式，有研究說，通常女性比男性的壽命長，其中一個很重要的原因就是因為女性遇到事情常常會哭出來，而男性往往會選擇把事情憋在心裏。男兒有淚不輕彈，但是男性不妨像歌裏唱的那樣——「男人哭吧哭吧不是罪」，如果實在覺得在有人場合哭有損男人的尊嚴的話，可以找一個無人的角落哭出來，或者是向值得信賴的人訴說心事，或許對減壓有很大的好處。

有意識地轉移刺激

遇到悲傷、憂慮之事不妨換一個環境，出去走走、旅遊、參加自己感興趣的活動等都會是不錯的選擇。在大自然的懷抱中釋放一下自己的情緒，調節一下自己的精神狀態，或許會使你心胸

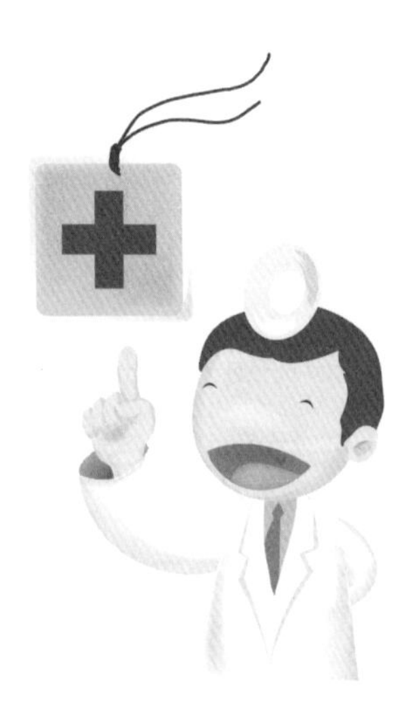

開闊、豁然開朗。當心存怒氣時，可以有意識地幹一些能夠抵消刺激的事情，比如說聽音樂、練書法、看電影、看話劇、逛公園等，都是不錯的選擇。

釋放怒氣

當與家人或者是親朋好友發生矛盾或者衝突時，要儘量講出來，讓彼此知道對方的想法，不要一個人生悶氣，這是非常傷肝的。這時，大家可以坐下來，靜心談談，表達出自己的意見，相互溝通一下，或許能增進彼此的感情，使大家和睦也說不定。

當在工作或社會中遇到不平的事情後，可以向家人傾訴衷腸，以得到他們的支援和幫助，千萬不能自己一個人形單影隻，獨自消化承受的壓力。

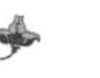
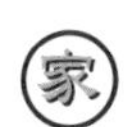
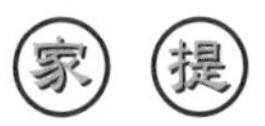
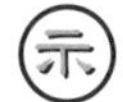

專家提示

肝病患者如果存在心理障礙的話，往往還會伴有其他相關症狀，如頭痛、頭暈、記憶不良、失眠、胸悶、心跳加快和血壓增高等。肝病患者這些不良心理情緒的變化，使大腦皮層處於抑制狀態，不僅影響休息與飲食，還會引起內分泌免疫功能的紊亂。

你知道嗎？

對肝病兒童給予心理支持

兒童患者的突出特點是年齡小、病情急、變化快，且兒童又不善於表達，心理活動多隨情景而發生變化。因此，要尊重兒童，因為他們也有自我意識和豐富的情感。不同年齡的兒童個性差異極大，其心理特點也很不相同，要理解他們的心理狀態，只能從其言語和非言語行為（表情、目光、體態等）中仔細體會。

讓肝病患者放鬆的方法——寫日記

有些肝病患者得病以後，總是十分擔心，其實，只要放鬆心情，病情會好得快一些。那麼，肝病患者怎樣放鬆自己的心情呢？不妨寫寫日記。

肝病患者寫日記有什麼好處呢？

整理思緒和感情

肝病患者往往心理壓力比較大，思考的事情比較繁多，焦慮、憂愁也會時不時地主導他們的情緒，而寫日記卻起到陶冶患者心靈的保健作用。當我們把壓抑在心頭的感情抒發出來，並分析過這種情緒的前因後果，知道自己應該怎麼做之後，就會忽然覺得這個世界依然美好，人也會變得輕鬆起來，會對未來的生活更加充滿信心。

抒發思緒

日記是個人抒發情感的一種良好的管道。我們可以把自己懷念的美好時光，一段美好的感情，一次生命中難忘的經歷寫下來，當成是人生中的一種收穫。

我們會發現以前在自己看來是多麼艱難、痛苦的事情，現在看來都不過如此，我們會想到現在的生活也是這樣，任何在現在看來是人生中一大坎的事情其實都不過如此。我們可以透過寫日記來總結我們以前的人生、以前的種種，這樣我們就可以更好地進行以後的生活。

解悶發洩

寫日記其實是一種自己跟自己對話、自己跟自己溝通的方式，寫日記我們可以更清楚地認識自己，更加理性地看待事物；我們可以在日記本裏抒發自己的感情，把個人的憂愁、煩惱、顧慮、自己內心裏想的、想說的統統都發洩出來，就好像向一個人發洩一樣，或許這樣我們的心裏會好受很多。

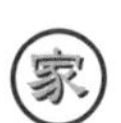
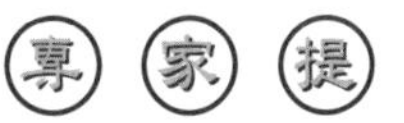

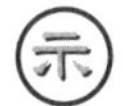

當我們生氣的時候，我們可以把整件事情寫下來。當你把整件事情?述完了之後，你就會發覺你的情緒已經不是那麼激動了，你的想法甚至已經改變了。

你知道嗎？

對青年患者給予心理支持

青年人正處於朝氣蓬勃的時期，對於自己患肝病這一事實往往會感到莫大的震驚。他們通常不相信醫生的診斷，否認自己得病，直到真正感到不舒服和體力減弱時才勉強承認。青年人一般較重視自我評價，自尊心強，任何消極刺激對他們都會是一種傷害。反之，如果能調動他們的積極性，及時給予他們適當的鼓勵，對克服困難、與疾病做鬥爭都能起到良好的作用。

肝病患者的傾訴管道——聊天

對肝病患者而言，聊天是一個很好的傾訴管道。肝病患者可以和醫生、家人、親朋好友，甚至和陌生人聊天等。聊天的場所也有很多的選擇，比如說茶館、公園、咖啡館等。聊天的作用有很多，比如可以由聊天增進感情、抒發情緒等。對肝病患者來說，還可以幫助他們擺脫心理的鬱悶、增強重建事業的信心、解決生活中的困難；而由和肝病患者的交流，還可以使他們獲得安全的需要，幫助他們找到解決辦法等。

但是在聊天的過程中，一定要注意不能傷害彼此之間的感情，在找聊天同伴時一定要選擇好對象。不能發生這樣的情況，比如說本來是為了愉悅身心、驅除孤獨感的，當聊完之

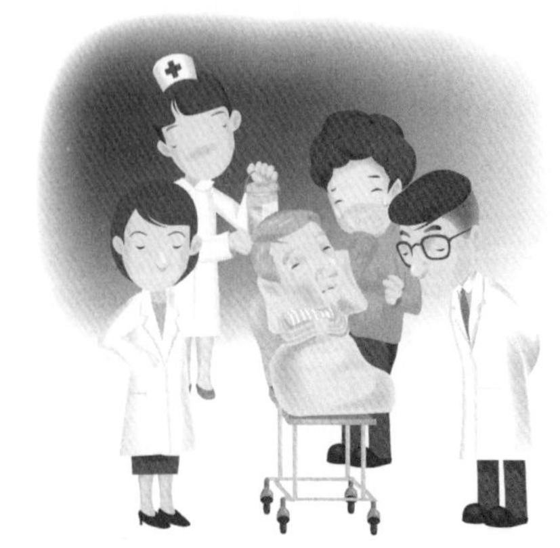

後，反而自己一肚子氣，這樣的話就適得其反了。所以我們在進行聊天之前，如果是熟人的話，我們可以針對不同的人選擇不同的話題；如果是不太瞭解或者是陌生人的話，我們最好要先進行幾分鐘的淺層的對話，大致判斷出這個人是否適合進行聊天。

聊天的內容不要集中在肝病上，可以聊一些國家大事、奇聞趣事、學術見解、生活雜事等，好玩的、好聽的、好笑的都可以，只要是易於調節生活或者是情緒的，都是聊天時的好選擇。

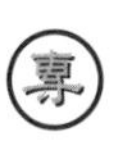

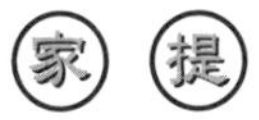

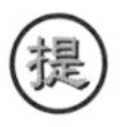

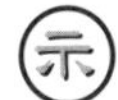

肝病患者在聊天的時候一定要注意控制自己的情緒，不能太激動，要學會用平靜的心態來面對問題。

你知道嗎？

對中年肝病患者給予心理支持

中年人的社會角色比較突出，既是家庭的支柱，又是社會的中堅力量。當他們受到疾病折磨時，心理活動尤為沉重和複雜。首先要使他們認識到，治療疾病是當務之急，身體恢復健康是家庭和事業的根本。另外，也要動員家庭成員妥善安排和處理患者所牽掛的人和事，儘量減少他們在養病、治病時的後顧之憂。

肝病患者調整情緒的方法——音樂

肝病患者可以通過音樂來調整自己的情緒。音樂怎樣調整肝病患者的情緒呢？

調節人的情緒

歌聲或者韻律能夠開闊我們的想像視野，使人精神振奮，胸懷開闊，從而激發我們對生活的情趣，當然就對肝臟的保護有很好的作用了。

感受音樂中的境界

我們可以欣賞音樂裏面的境界，沉浸於虛幻的想像當中，暫時遺忘現實當中的煩惱，從焦慮、煩惱的情緒當中解脫出來。

聽不同的音樂可產生不同的美感

比如聽熱情奔放、節奏鮮明的歌曲可以使我們熱血沸騰、全身有力，從而防止悲觀情緒；聽節奏舒緩、婉轉動聽的歌曲，則可以鎮靜安寧、消除煩躁情緒等，對於理氣疏肝有很好的作用；選擇低沉、悲哀的歌曲，很有可能會使患者聯想到自己的處境，會激發患者的悲傷情緒。當然你可以根據自己的愛好和興趣來選擇自己喜歡的歌。

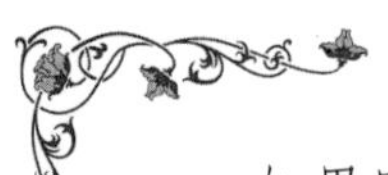

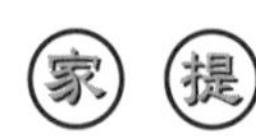

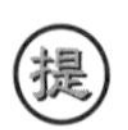

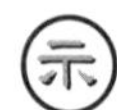

如果肝病患者喜歡某個歌手，不妨關注歌手

的最近活動進程，把他作為可以和自己進行交流的遙遠的物件，當做是自己的一個偶像，可以把學習他的歌當做是自己的一個愛好，這樣就多了一個可以在閒暇時間消遣的愛好了。

你知道嗎？

對老年肝病患者給予心理支持

老年人的生活方式比較刻板，看問題有時也比較固執，因此除治療需要外，要儘量照顧他們的飲食習慣，使老年人有良好的心境，以更好地促進他們的病體康復。

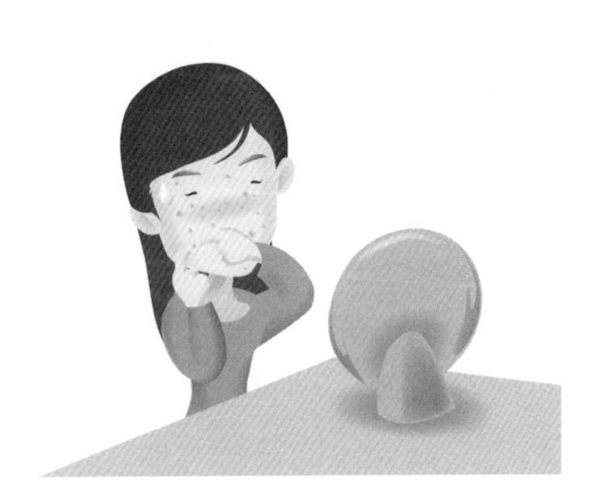

肝病患者轉移注意力的方法——養花種草

肝病患者為了轉移自己的注意力，不妨養養花吧。花是美麗的象徵，綠是生命的暗示，花草能起到淨化心靈、精神爽快的作用，因此，花草也能使肝病患者心情愉悅、情緒放鬆。

花草有很多生物功能。

比如說可以進行光合作用，吸收二氧化碳，釋放氧氣，減少空氣污染，從而使空氣更為清新，而人吸進更多的氧氣之後，會因增加血氧含量而有益於肝臟；而且花香還具有治療疾病的作用。

很多花草茶對肝病有很好的預防和治療作用。

比如說，康乃馨具有改善血液循環、促進新陳代謝的作用，能夠驅除心煩情緒；馬鞭草有強化肝臟代謝、幫助消化以及改善腹氣的功效；迷迭香可促進血液循環，降低膽固醇，抑制肥胖；菊花茶具有養肝平肝、清肝明目及降低血壓和膽固醇的功效；金銀花茶性味甘寒，具有清熱解毒、涼血止痢、利尿養肝的作用；玫瑰花茶微溫，具有活血調經、疏肝理氣的作用，適於春季飲用。

此外，紫玫瑰、甘草、荷葉、薄荷、茴香、百合花等花草茶都是很好的選擇。

不同的花香型對情緒有不同的作用。

濃香型的花對嗅覺有強烈刺激作用，容易讓人產生興奮感，能激起人奮發向上的情緒，如玫瑰、茉莉、薰衣草、百合、天竺等；甜香型的花可以使人消除疲勞、舒緩心情，如桂花、白蘭花等；清淡型的花香氣清新淡雅，能使人頭腦清醒，易使人的精神得以振奮，如梅花、荷花、蘭花等。另外，蘆薈、仙人掌及蕨類等也能使人緊張的神經得到鬆弛。

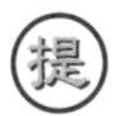
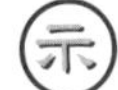

專家提示

養花種草可花費肝病患者的一部分精力，同時還給患者的精神找到一種寄託。但任何東西都應適可而止，不能只顧著養花種草，而不顧自己的身體。

你知道嗎？

對急性肝炎患者給予心理支持

大多數急性肝炎患者都有一定的傳染性，與家人的隔離往往也是不可避免的。由於急性肝炎患者的主導心理活動是恐懼，因此，要儘量幫助患者緩解心理衝突，減輕精神痛苦，給予其支持和鼓勵，使患者能夠放鬆身心，感到安全。

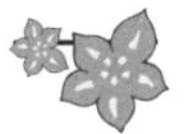

讓肝病患者擁有好心情的方法——參加社會活動

參加社會活動可以讓肝病患者分散對疾病的注意力。肝病患者也生活在這個社會當中，也是這個社會和家庭中的一分子，其社會活動與家庭活動在生活中必不可少。對於那些不需要住院治療的肝病患者，適當參加一些活動，如力所能及的工作、輕鬆的家務勞動以及必要的娛樂活動，如唱歌、繪畫、書法等，都可以讓自己暫時忘掉疾病，減輕身心痛苦。

現在很多地方如圖書館、公園、劇院等都在招志願者，這對於肝病患者來說就是一個不錯的選擇，一來可以認識很多人，結交很多新的朋友，同時也可以增加自己的閱歷，擴展自己的知識面；二來也可以增強自己的自信心，在幫助別人的同時還能讓自己收穫很多的快樂。

另外還可以參加培訓班、興趣團體等。喜歡繪畫的可以參加繪畫培訓班，喜歡書法的可以參加書法社。老年人時間比較充足，社區的老年人可以自發組成很多興趣小組，比如說書畫、音樂、體育等；並且彼此之間可以互相幫助，比如說可以幫助視力弱的人閱讀書籍、信件，一同出去散步、參加社會活動等，也可以幫助社區的兒童，對他們進行學習輔導等，盡可能發揮自己的最大作用，為社會做一些力所能及的事情。現在有些老年人互助團體還組織了多種興趣小組，不僅加強了老年人之間的感情，還促進了「活到老、學到老」的精神。某一個老年人互助組織就辦有「考古」「互聯網」「企業諮詢」等興趣小組。這大大豐富了老年人的業餘生活，可以起到舒緩壓力、重新找到自己的價值、轉移注意力的作用，對於他們的病情當然是有益的。

但是現在社會對肝病患者有一個很不好的認識，這讓很多肝病患者無論是在心理上還是在精神上都受到很大的打擊。這或許是不能憑藉某個人的力量就會改變的，但是相信社會在進步，人們對於肝病有了一個科學的認識之後，這種現象也就會發生改變的。肝病患者也不要因此而悲觀。

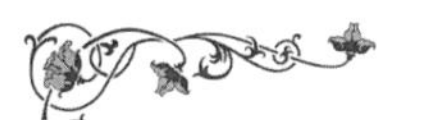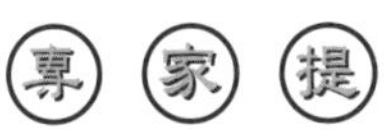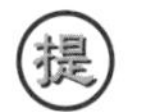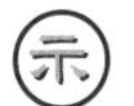

專家提示

我國十分重視肝病的防治工作，甚至調動了一切積極因素，以爭取達到最佳的治療效果。

你知道嗎？

對慢性肝炎患者給予心理支持

心理方面，對慢性肝病、肝硬化患者來說，必須調節其情緒，變換其心境，安慰並鼓勵他們，使之不斷振奮精神，頑強地與疾病作鬥爭。飲食方面，不僅僅要考慮到患者的營養需要和禁忌，也要講究色、香、味、形、量以及就餐環境等。

肝病患者克服心理障礙的方法

肝病患者或多或少都有來自社會、家庭、工作、心理等方面的障礙，如B型肝炎患者能不能結婚、找工作會不會受影響、能不能生孩子等一系列問題。

正確面對現實

當被確認為肝病患者時要按照醫生的囑咐，按部就班地好好就醫，抱著一種積極的心態去迎接未來的生活，千萬不能消極、惶惶不可終日，要知道肝病的治療很大一部分取決於心理狀況。

擁有良好的心態

在社會生活、工作中，如果受到不公平的待遇時，不可以灰心喪氣，也不可以採取極端的行為，要學會用一種理性的心態來看待整個事情，必要的話可以訴諸法律來保護自己的合法權益。

學會釋放自己的壓力

肝病患者不妨多參加社會文化活動、公益活動等，注意勞逸結合，適當參加一些力所能及的社會活動，多與人交流，培養自己的興趣愛好，以消除煩惱，轉移注意力，釋放壓力。

主動就醫

比如說肝病患者能不能結婚、能不能生孩子、對孩子有沒有可能傳染、哪種肝病容易傳染、傳染的途徑有哪些，如果對這些知識不瞭解就要向醫生諮詢，千萬不能自己一個人悶頭琢磨，這樣的結果是心理壓力很大、情緒很糟、心煩意亂，但仍然沒有解決問題，如此一天天推移，心中的疑問卻永遠都是個問號。所以肝病患者如果有什麼疑問的話，要及時向醫生諮詢。

有些肝病患者不管是在哪里看到有關治療肝病的藥，都想要嘗試一下。這種想法並不理智，畢竟現在有效的肝病藥還是很少的，而且每個人的病情又不一樣，對別人適用的未必對自己適用，所以千萬不要濫用藥物。

肝病患者的心理護理

患者一旦知道自己患了病，在心理上必然有一定的反應，概括起來，患者易於產生如下幾種心理活動。

抑　鬱

抑鬱是一種悶悶不樂、憂愁壓抑的消極心情，它主要是由現實喪失或預期喪失引起的。因為疾病對任何人來說都是一件不愉快的事，所以多數患者都會產生輕重不同的抑鬱情緒。不過，患者抑鬱情緒的表現方式是多種多樣的。例如，有的人故作姿態，極力掩飾；有的人少言寡語，對外界任何事物都不感興趣；有的人則飲泣不語或哭叫連天；還有的人自暴自棄，放棄治療，甚至出現輕生的念頭。

嚴重的抑鬱又往往會導致失助感和絕望情緒。這是一種無路可走、無可奈何、悲憤自憐的情緒狀態，多發生在患有預後不良或面臨生命危險的患者身上。當一個人對情境失去了控制力，並深知無力改變它的時候，就會產生無助感和絕望情緒。這種情緒狀態多數是不穩定的，因而只要病情略見好轉，或外界環境稍加改善，就能煙消雲散。不過，這種情緒狀態在少數人身上也可以持續存在，甚至會直接影響疾病的治療效果，有的還可誘發繼發性疾病。

焦　慮

任何人在一生當中都難免因故焦慮。患者患病，當然更避免不了焦慮情緒。焦慮乃是一個人感受到威脅而產生的恐懼和憂鬱。這種威脅主要分兩大類：一是軀體的完整性受到威脅，一是個性受到威脅。對患者來說，生理及心理上的威脅往往是統一的，而且會一直持續下去，直到患者在生理與心理上再度達到安全穩定為止。

引起患者焦慮的因素很多。例如，疾病初期對病因及疾病轉歸，尤其是預後的不明確，或是對病因、疾病轉歸和預後過分擔憂，可導致與疾病無關的焦慮。這時，如果醫生、護士不及時向患者講清楚，就會出現誇大病情嚴重性的傾向。有些教授會以「無可奉告」回答，這種答覆會直接誘發患者的恐懼。另外，某些患者對帶有機體威脅性的檢查和治療，對諸如癌症等預後不良的疾病均可產生強烈的焦慮反應。

例如，準備接受手術治療的患者，入院之後就盼著儘快手術，一旦通知他第二天做手術，他反而會焦慮、恐慌起來。在對住院患者的一次調查中發現，多數患者進入醫院後都會有焦慮反應，他們看到重患者的情況，聽到病友的介紹，看到為搶救危重患者而來回奔忙的醫生、護士，不禁會產生一種異乎尋常的恐怖感，好像自己也面臨巨大的威脅，因而產生焦慮感。他們希望對疾病做深入的調查，但又怕出現可怕的後果；他們反覆詢問病情，但又對診斷結果半信半疑，憂心忡忡，也可以產生焦慮。

總之，患者生了病，是一種不愉快的情緒刺激，容易形成不良的心境。心境不佳，就會事事處處不順眼，總感到心煩意亂，基於這種心境，就容易出現焦慮或消沉的情緒反應。在這方面，男性多表現為為一點小事吵吵嚷嚷，女性則多表現為抑鬱、哭泣。尤其當遇到病情有變化，或做特殊檢查，或準備手術時，情緒更易焦慮，睡不好覺，吃不好飯，動輒生氣，甚至任性。也有的會出現一些反常行為，如有的人突然梳洗打扮、理髮刮臉，有的則揮筆大量寫信，有的會狼吞虎嚥地吃起東西來，也有的長時間向窗外眺望，還有的蒙頭大睡等。

要完全消除患者的焦慮不是件容易的事，何況輕度的焦慮狀態對治療疾病還有一定的益處。但是，醫生與護士對極端焦慮和長期處在焦慮之中的患者要格外重視，要想方設法幫助他們減輕心理負擔，以免妨礙對疾病的治療和誘發其他的疾病。

懷 疑

患者的懷疑大都是一種自我的消極暗示，由於缺乏根據，常常會影響患者對客觀事物的正確判斷。患者患病後常變得異常敏感，聽到別人低聲細語，就以為是在說自己的病情嚴重或無法救治；還會對別人的好言相勸半信半疑，甚至曲解原意；也會疑慮重重、擔心誤診、怕吃錯了藥、打錯了針；有的還會憑自己一知半解的醫學和藥理知識，推斷藥物，推斷預後；還有的害怕藥物的副作用；有的還會擔心偶爾的醫療差錯或意外不幸地降落在自己身上；而有的也會因為身體某部位稍有異常感覺，便亂作猜測；甚至有的嚴重偏執，出現病理性的妄想。

有些患者文化程度低，缺乏科學的生理、藥理知識，往往以封建迷信來理解自己生理功能的不正常現象。當

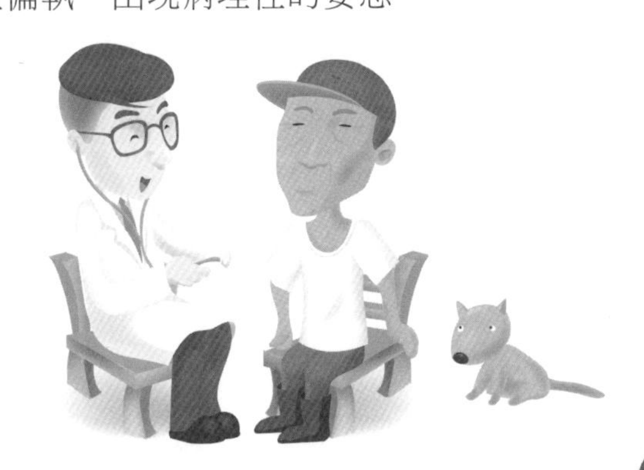

病程和他自己預想的不一致時，便陷入迷茫之中，並惶惶不可終日。

另外，醫護人員要在和患者交談中，或從其病友的反映中發現患者的種種疑慮，努力予以解決。給患者服藥或打針時，要表現出嚴謹的態度，以取得患者的信任。若醫護人員之間在患者面前交談，要盡可能做到大方、自然，以減少患者的猜疑。對於那些對醫學知識一知半解的患者更要做耐心的講解，並勸告那些對醫學似懂非懂的親友不要在患者面前亂做解釋。

孤獨感

患者住院後，就離開了家庭和工作單位，周圍接觸的都是陌生人。醫生只在每天一次的查房時和患者說幾句話，護士也只是給患者定時打針送藥，交談機會也較少。這樣一來，患者很容易產生孤獨感，也會覺得住院的每一天都有度日如年之感，所以他們希望儘快熟悉環境，希望儘快結識病友，還希望親友的陪伴。長期住院的患者由於感到生活無聊、乏味，因而更希望病友之間能多進行交談，甚至希望有適當的文化娛樂活動，以活躍病房生活。

專家提示

有的患者夜間不易入睡，且煩躁不安；有的會起來踱步；有的還會多次按信號燈藉故與值班人員說幾句話。這時，醫護人員應當理解患者這種孤單寂寞的心情，要耐心安慰患者，使其安靜入睡。

第 8

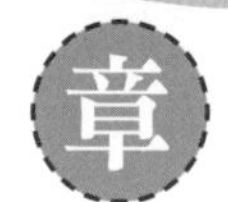

中醫調養　裨益肝臟

所謂「肝病」，通俗地說就是肝出了問題，發生了病變，而中醫治療在調養方面效果比較顯著，中醫保健療法對於養肝、護肝很有好處。所以，瞭解一些關於中醫保健方面的知識，對於預防和治療肝病大有裨益。

健康測試

你對中醫知識瞭解多少？

中醫對肝病有較好的療效，但許多人對中醫知之甚少。下面有十道題目，請判斷對錯，測一測你對中醫知識瞭解多少。

1. 水腫患者忌食堅硬、油煎、生冷等食物。

2. 服發汗藥忌食用醋和生冷食物。

3. 服補藥忌食用茶葉、蘿蔔。

4. 熱性病患者忌食用辛辣、香燥、油炸食物。

5. 陰虛陽亢、血症、時行熱病、皮膚濕瘡、癰疽等患者忌食辣味食物。

6. 紅腫熱痛的外科瘡瘍患者，忌食牛、羊、魚、蟹等食物。

7. 頭昏、失眠、性情急躁者，忌食胡椒、辛辣食物、酒等。

8. 傷寒、溫濕者忌食油膩、厚味食物。

9. 痰濕阻滯、消化不良、泄瀉、腹痛者，忌食生冷食物。

10.肝陽、肝風、癲癇、過敏、抽風患者忌食發物。

測試結果：

1～10題的答案都是肯定的，如果你只答對了3道以下，說明你對中醫瞭解的不是很多，需要繼續學習；如果你答對了3～7道，說明你對中醫有一定的瞭解，但是仍需要進一步學習；如果你回答對了7道以上，說明你對中醫比較瞭解了。

中藥治肝病時應遵循的原則

中藥治療肝病時，應遵循下面這四個原則。

治肝先治膽

無論是從中醫理論還是西醫病理學來看，肝與膽都有密切的關係。肝病患者如不先調整膽的功能，治療肝病就難見效果。

專家認為，患者轉氨酶增高時，要注意用B超來檢查患者有無膽囊壁增厚等炎症表現，並及時進行藥物治療。

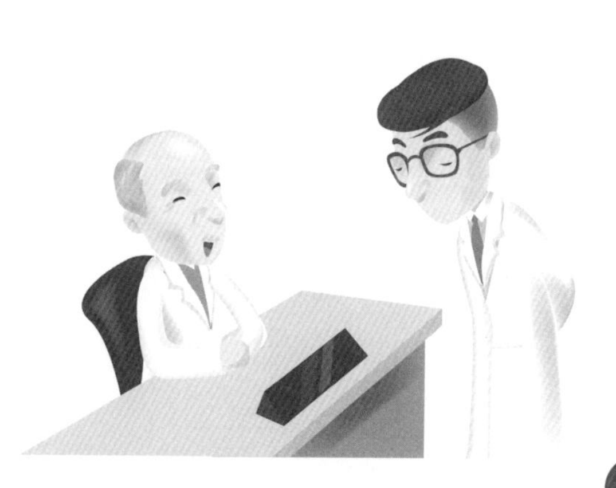

不可盲目進補

肝病患者往往患病多年，基本都是虛症，主要表現為肝、腎、脾虛，但其雖虛，卻又由於免疫功能紊亂等屬於中醫的「虛不受補」範疇，因此，如此時盲目使用人參、西洋參等補益藥以及蜂王漿、甲魚、鹿茸等補品，反而會進一步加重肝臟炎症，使轉氨酶增高。另外，當肝炎患者已存在肝細胞彌漫性病變時，若用藥量過多、過大，擔負解毒作用的肝臟則會因肝細胞負擔的加重而受到更大損害，故肝病用藥一般應以十味藥左右為宜。

可聯合用藥

由於肝病具有不單純嗜肝性等特點，用藥上不能採用「單打」，應根據肝病病因、發病機制及併發症等，按「君、臣、佐、使」的四個原則組方同步進行。下面介紹一下這四個組方的藥物。

清濕熱疫毒：此類藥為君藥，可選直接對抗病毒的藥物，如貫眾、敗醬草、山豆根等；

扶正祛邪：此類藥為臣藥，具有免疫刺激劑的作用，可提高T細胞功能，如蟲草、靈芝、香菇、茯苓等；

活血化淤：此類藥為佐藥，目的是提高免疫功能，清除免疫複合物，抗纖維化，如丹參、丹皮、桃仁、紅花、三七等；

舒肝利膽：此類藥為使藥，以保肝及促肝細胞再生的藥物為主，如龍膽草、蒲公英、黃岑、旱蓮草、大青葉等。

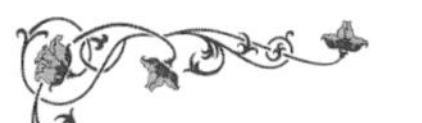

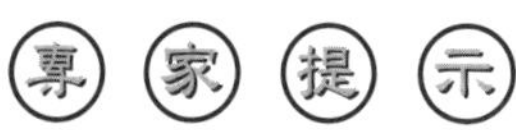
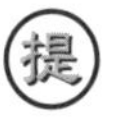
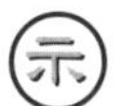

專家提示

中醫治療肝病需要先從肝病的病因談起，肝病的病因不外乎正氣的不足和邪氣的留滯。其中，正氣以虛弱為主，外邪則包括飲食失調、情志久鬱、勞倦內傷、六淫邪毒疫癘等。

中醫治療肝病時應注意的問題

中醫治療肝病時，應注意下面這幾個問題。

用藥從簡

肝炎的治療多採用綜合療法，但多方聯用、多藥雜用則會加重受損肝臟的負擔，因此中醫治療應根據肝炎的病理特點，抓住疾病的主要矛盾，從簡用藥，精細配伍。

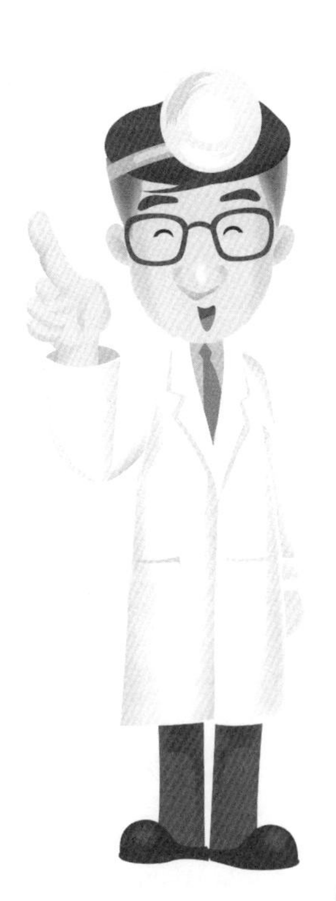

把握劑量

藥物劑量不僅與治療效果密切相關，而且與用藥後的副作用有直接的聯繫。因此，在治療肝病時，切不可為提高療效而盲目增加用藥劑量，忽視其副作用。另外，有些中藥應用常用劑量一般無毒副作用，但超過常用量則會變利為害。

如中醫中的「細心不過錢」，說的就是這個道理。肝炎患者的代謝和解毒的能力已經降低，有些藥物的常用量亦會對其產生不良影響。因此，對肝炎等肝病的治療應當嚴格把握用藥劑量，宜以輕劑取勝。

掌握療程

祛邪藥不可久用，久用傷正。臨床上疏肝要多偏於辛燥，清熱藥多屬苦寒，久用辛燥往往耗損陰血，屢用苦寒則有易傷脾陽之弊，所以破血、破氣之品應中病即止。

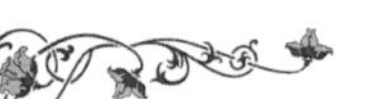
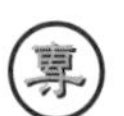

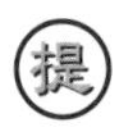

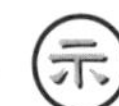

病情需要長期用藥的應分療程治療，中間要有間隔。可每服6劑停1天，以便不利因素得以分解，排除和減少積蓄，也有利於機體誘導代償。隨著病情的好轉，則可改為服3劑停1天。到鞏固療效階段，可每週服3～4劑。

巧用藥膳治肝病

我們可以用藥膳來調理肝病，達到解除病痛的目的。

肝炎藥膳

◎茵陳粥

【原料】茵陳50克，香附6克，粳米100克，白糖適量。

【做法】將香附研末，茵陳洗淨後入鍋加水煎煮，去渣後與粳米、香附末同煮粥，入糖溫食。

【功效】有疏肝利膽、理氣化濕作用。適用於急、慢性肝炎肝區脹悶伴少量黃疸者。

◎雞骨草田螺湯

【原料】雞骨草30克，田螺250克。

【做法】將田螺用清水養1～2天，去污濁，把田螺的根尖部剁掉，放入鍋中加水適量與雞骨草一起煎煮，熟後去渣飲湯。

【功效】有疏肝散淤、清熱利濕的作用，適用於慢性肝炎肝功能慢性指標偏高者。

◎丹參茶

【原料】丹參20克。

【做法】將丹參洗淨，放入茶杯，用沸水沖泡，代茶飲，每日一劑。

【功效】有活血化淤及抑制纖維組織增生、防止肝硬化的作用，適用於慢性肝炎肝功能穩定期者。

脂肪肝藥膳

◎山楂首烏湯

【原料】山楂30克，首烏30克，澤瀉9克。

【做法】將上述三藥洗淨放入鍋中，加水煎煮30分鐘，去渣後溫服。

【功效】有消食降脂作用，適用於脂肪肝、膽固醇和甘油三酯偏高者。

◎菊花決明子粥

【原料】菊花10克，決明子15克，丹參15克，粳米30克。

【做法】將粳米以外的三藥洗淨放入鍋中，加水適量煎煮20分鐘，去渣取汁與粳米同煮成粥，酌加蜂蜜溫服。

【功效】具有祛風平肝、活血化淤作用，適用於脂肪肝、高血脂或伴有尿糖、血糖升高者。

◎玉米鬚紅豆湯

【原料】玉米鬚60克，紅豆100克，冬葵子適量。

【做法】將上述三藥洗淨放入鍋中，加水適量煎煮，去渣溫服。

【功效】適用於脂肪肝、虛胖、血脂升高或伴有尿糖、血糖升高者。

肝硬化藥膳

◎山藥蓮子湯

【原料】山藥50克，蓮子20克，甲魚1隻。

【做法】將甲魚放入熱水中使其排尿，剖腹去內臟，入鍋加山藥、蓮子、調料及適量水，用文火燉1小時，食肉飲湯。

【功效】具有益氣健肝、軟堅散結的作用，適用於慢性肝炎、肝硬化、面色萎黃、神疲乏力、腰膝酸痛或肝硬化、脾腫大者。

◎薏米紅豆湯

【原料】薏苡仁30克，紅豆30克，紅棗5顆，白糖適量。

【做法】將各藥、白糖入鍋，加水適量，煮半小時，做膳食用。

【功效】具有化濕利水、健脾養肝作用，適用於肝硬化腹水初起者。

◎豬苓鯽魚湯

【原料】活鯽魚500克，豬苓30克，冬瓜皮30克，生薑3片。

【做法】將活鯽魚活殺去鱗、腮及內臟，洗淨入鍋，加豬苓、冬瓜皮、生薑、適量調料及水，文火煮1小時，去藥渣，食肉飲湯。

【功效】有養陰健肝、利水消腫作用，適用於肝硬化形體消瘦、小便不利或輕度腹水者。

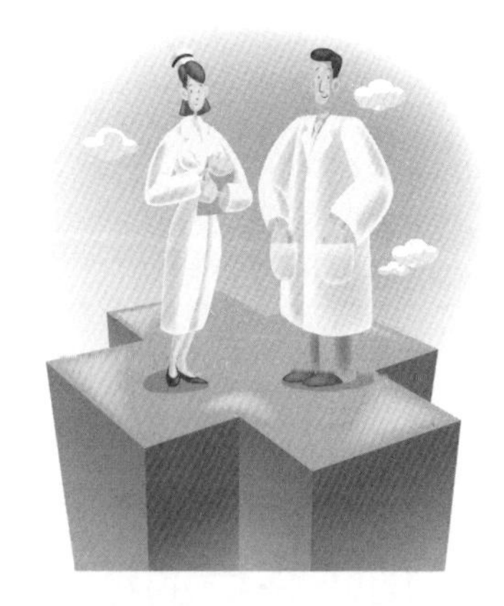

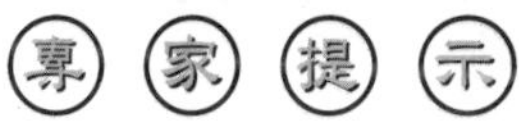

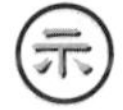

肝病患者的飲食治療，首先要從疏肝理氣、健脾開胃、補益氣血入手，逐漸使已經失調的肝臟功能得以調整，並達到恢復體內正氣充足、外邪不能內侵的健康狀態。

你知道嗎？

肝病藥膳

藥膳是以中醫理論為基礎，以臨床實踐為依據的，藥膳治療肝病是我國人民在與疾病抗爭中長期積累的寶貴經驗。用藥膳治療肝病時，必須注意辨證施膳，既要注意患者的體質、性別、年齡的不同，又要注意地理和氣候差異，進行全面分析，組方施膳，因人施膳。因此，要用好肝病藥膳配方，必須深入瞭解有關食物與藥物的性味、功能及其組成原則，根據病情的輕重，恰當地選擇藥物與藥量，並掌握有關食材、藥材的烹調知識，才能製出符合肝病的藥膳。如藥膳的烹製，除了要求飲食烹調應具有的色、香、味、形外，還應特別注意保持和發揮藥膳中藥物的有效成分及食物中營養成分在治病強身方面的獨特功效，以達到「食借藥力」「藥助食威」的效果。

可預防肝病的藥茶

下面這幾款藥茶可防治肝病。

紅糖茶

【原料】紅茶10克，葡萄糖60克，白糖10克，水1000毫升。

【做法】每天早晨將茶、糖用沸水沖泡，溫後飲用，上午服完。7天為1個療程，一般用2個療程。兒童用量減半。

【功效】潤肺燥、祛熱痰。治急性肝炎。

酸棗飲

【原料】酸棗50克，水500毫升，白糖適量。

【做法】酸棗洗淨後，放入鍋中，加水適量，用文火煎1小時，加入白糖適量。每日服1次。

【功效】適用於急、慢性肝炎，有降低轉氨酶的作用。

芹菜汁

【原料】鮮芹菜100～150克，蜂蜜適量。

【做法】將鮮芹菜洗淨，搗爛取汁，加蜂蜜燉服，每日1次。

【功效】有清熱解毒、養肝的功效。

青貞子茶

【原料】青葉膽10克，女貞子15克。

【做法】將上述2味藥一起搗碎，入鍋加適量清水，煎煮30分鐘後去渣取汁，可代茶飲用，每日飲1劑。

【功效】具有祛邪而不傷正、護肝又能降酶的特點，對谷丙轉氨酶升高的急慢性肝炎患者有較好的輔助治療作用。

五味子紅棗冰糖茶

【原料】五味子10～20克，紅棗5～10枚，冰糖適量。

【做法】將紅棗去核，與五味子一起入鍋，加適量的清水，煎煮30分鐘後去渣取汁，調入冰糖即成。可代茶飲用，每日飲1劑。

【功效】對轉氨酶反覆升高的慢性肝病患者有一定的輔助治療作用。

五味木瓜茶

【原料】五味子6克，木瓜12克。

【做法】將上述藥材一起入鍋，加適量的清水，煎煮30分鐘後去渣取汁即成，可代茶飲用，每日飲1劑。

【功效】肝病患者若有轉氨酶升高、食慾不振、津少口乾、遺精久瀉、消化不良、健忘失眠等症狀，可用此藥茶進行輔助治療。

水飛薊種子茶

【原料】水飛薊種子30克。

【做法】將水飛薊種子入鍋，加適量的清水，煎煮30分鐘即成，可代茶飲用（或將水飛薊種子製成蜜丸服用），每日服1劑。

【功效】具有改善肝功能、降酶及降低膽紅素的功效，可用於治療慢性肝炎、肝硬化、脂肪肝、中毒性肝損傷等病症。

垂盆草茶

【原料】垂盆草10～30克。

【做法】將垂盆草入鍋，加適量的清水，煎煮20分鐘即成，可代茶飲用，每日飲1劑。

【功效】對轉氨酶和血清膽紅素升高的肝病患者具有較好的療效，並可使此類患者的口苦、胃納不佳、小便黃赤等症狀得到緩解。

半枝蓮豆根茶

【原料】山豆根6～10克，半枝蓮10～15克。

【做法】將上述2味藥入鍋，加適量的清水，煎煮30分鐘後去渣取汁即成，可代茶飲用，每日飲1劑。

【功效】山豆根味苦、性寒，可入肺經、胃經，有清熱解毒、消腫利咽的功效。半枝蓮味辛、性平，是常用的清熱解毒藥，具有很好的抗病毒作用。

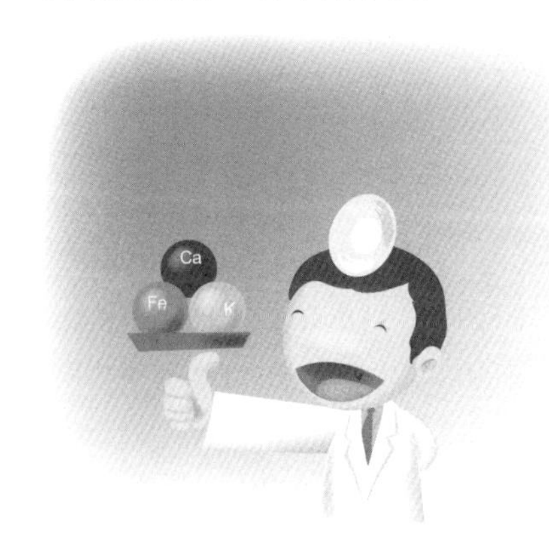

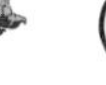
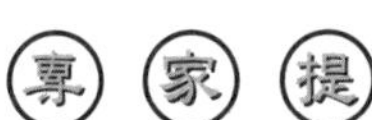
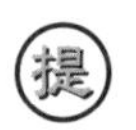
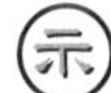

半枝蓮豆根茶對轉氨酶反覆升高的慢性B型肝炎及肝硬化患者都有很好的降酶、保肝作用。但是在服用時一定要聽從醫生的指導。

防治脂肪肝的中醫方法

下面這幾種方法有利於防治脂肪肝。

利尿滲濕法

玉米鬚有利尿之功，可做降脂藥用。

和胃消脂法

用山楂、大麥芽、萊菔子等藥以和胃助消化，這些藥早已有消除脂垢的記載。傳統有焦三仙、保和丸等方，市售之山楂果、山楂糕、山楂片等香甜可口，可隨身攜帶，服用方便。鮮萊菔生吃、炒吃均甚清口，可算是降脂減肥中最簡便的食物療法。

活血行淤法

如當歸、川芎即古方佛手散，善於活血調經止痛，為首選之品。丹參、三七、赤芍藥、雞血藤能活血舒筋，多適用於淤阻經絡者。

市售之丹參滴丸也有活血、散淤、降脂的功效。

寬胸化痰法

瓜蔞又稱栝樓，為寬胸化痰的主要藥材，可降血脂，尤其善治冠心病。瓜蔞仁還有潤腸作用，對痰火內結、大便不暢者尤為適用。薤白即小蒜，臨床上常與瓜蔞配合使用，即漢代名醫張仲景用治胸痹心痛的栝樓薤白湯，千百年來沿用不替，既可和中理氣，又能化痰降脂。市售之陳皮梅、橙皮條等，亦為食療降脂之佳品。

疏肝利膽法

決明子能清肝明目，平時泡茶常飲之，有瀉肝火、降血脂的功效。

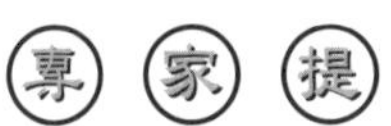

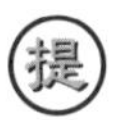

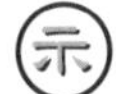

中醫認為脂肪肝多由飲食不節、脾失健運，情志內傷、肝失條達，久病體虛、氣血失和，好逸惡勞、痰淤阻絡等所致。

可治療酒精性肝病的中藥方劑

酒精性肝病有不同的症狀，在治療時應根據不同的症狀來採取不同的治療方法。

濕熱蘊結

【症狀】身、目、小便俱黃，發熱口渴不欲飲，口苦，噁心嘔吐，食後作脹，噯氣不爽。或腹部脹滿，或肋下脹滿或疼痛，大便秘結或溏便，舌質紅，苔厚膩或兼灰黑，脈弦或弦數。

【治法】清熱利濕。

【方藥】茵陳蒿湯加味。茵陳蒿30克，板子、雲苓各15克，大黃、車前草、厚朴各10克。熱甚苔黃厚者，加黃柏、黃芩、板藍根，以增強清熱解毒之功；濕熱並重者，上方合連朴飲、甘露清毒丹加減；噁心嘔吐者，加陳皮、竹茹降逆止嘔；脘腹脹滿者，加枳實、木香、大腹皮以行氣導滯。因脾氣虛者，合香砂六君子丸；右肋疼痛較甚者，加柴胡、黃羊、鬱金、玄胡、川楝子以疏肝行氣止痛；刺痛者加地鱉蟲、王不留行、穿山甲以活血化淤；若兼小便不利者，合五苓散加減。對苦寒瀉下藥的應用，要注意熱的程度和變化，以免過量而產生變證。

如症見身、目俱黃，心中懊惱或熱痛；鼻燥腹滿，不欲食，時時欲吐，治宜清利濕熱，解酒毒。若脈浮滑，欲吐者，先探吐。脈沉滑而腹滿便秘者，方用梔子大黃湯：梔子14枚，大黃50克，枳實5枚，豉1升。若變成腹脹，漸至全身面目俱腫者，急須培土、宜霞香扶脾飲；炙甘草、藿香、厚朴、大黃、木香、半夏、陳皮、麥芽，一日二服。下之，久久成黑疸，症見面青目黑，心中嘈雜，大便色黑，脈微弱，方宜用梔子大黃湯去大黃合犀角地黃湯。

膽熱淤積

【症狀】黃疸、肋痛，高熱煩躁，口乾口苦，胃納呆滯，噁心嘔吐，腹滿脹痛，大便秘結，小便短赤，苔黃糙，脈弦滑數。

【治法】清肝、利膽、化痰。

【方藥】加味溫膽湯加減。柴胡、黃芩、薑半夏、枳實、大黃各10克，銀花、連翹各15克，蒲公英、茵陳各20克，丹參、金錢草各30克。若肋痛較甚者，加川楝子、玄胡、鬱金、虎杖，疏肝行氣，開鬱通絡；高熱煩躁、口乾口苦較甚者，合龍膽瀉肝湯加減；若痰火壅實、大便秘結，加竹瀝、薑汁、南星，以祛痰瀉火通腑。

若酒食不清或酒後多飲茶水，酒濕痰濁積聚，停留胸膈，症見乾嘔噯氣，眩暈，欲食不美，胸膈脹滿，按之有形或有聲，治宜健脾化痰解酒，方選瑞竹化痰丸，藥用薑半夏、南星、生薑、白礬、皂角、葛根、神麴、香附、杏仁、陳皮等。

氣滯血淤

【症狀】肋下屬塊，且疼痛不舒，腹大堅滿，按之不陷而硬，青筋怒張，面暗色黑，頭頸、胸部朱紋赤縷，唇色紫褐，大便色黑，脈細澀，多見於酒精性肝硬化併發腹水和（或）出血。

【治法】活血化淤。

【方藥】膈下逐淤湯加減。柴胡、當歸、桃仁各10克，五靈脂、穿山甲各15克，地鱉蟲12克，丹參、白茅根、大腹皮各20克，茯苓、白朮各30克。若脹滿過甚，加枳實、厚朴、檳榔以行氣除脹；肋下脹痛較甚者，加金鈴子散以疏肝行氣止痛；積塊較大，硬痛不移，拒按明顯，大便色黑者，加鱉甲、蒲黃、蟄蟲，以加強化淤軟堅之功；水氣脹滿、小便不利者，加桑白皮、葶藶子、大腹皮以行氣化水。

本證須顧護脾胃之氣，不可攻逐太過。淤實之證，宜緩緩消之，不能強求速效，不然病勢惡化，可致大量出血或神昏等危症。

專家提示

在服用中藥方劑時，一定要瞭解方劑的副作用，在醫生的指導下服下或停藥，不可自做主張。

你知道嗎？

能傷肝的中草藥

中草藥一方面能治病，另一方面又有一定的毒性，用之不當可傷害人體。我國醫學把中藥分為大毒、常毒、小毒和無毒4類，並總結出「大毒治病，十去其六；常毒治病，十去其七；小毒治病，十去其八；無毒治病，十去其九」的治療原則。這意思是說，用有毒性的藥物治病時，收到相當的效果後就停藥，而無毒的藥物治病時也不應久用。

據臨床經驗表明，苦杏仁、蟾酥、木薯、廣豆根、北豆根、艾葉、毛冬青等，量大時可引起口苦口乾、噁心嘔吐、食慾不振、腹痛、腹脹、腹瀉、肝區疼痛和肝功能損害等臨床表現。黃獨、黃丹、川楝、魚苦膽、白花丹參、千里光、天花粉、麥角等，也可引起肝損傷。

能治療肝硬化的單味中藥

經動物實驗和臨床驗證，以下單味中藥治療肝硬化的療效較好。

◎五味子

五味子是益氣養五臟的良藥，因其果實有甘、酸、辛、苦、鹹五種滋味而得名，有養肝、護肝功效，久服無副作用。該藥有護肝、促進肝臟合成蛋白和肝細胞再生的功能，並能增強肝臟的解毒功能，可使血清ALT明顯下降，但停藥後ALT會出現「反跳」，一般須用藥半年以上才可見療效。

一般不單用，往往同其他護肝藥組成複方製劑。

◎丹　參

現代藥理證明，丹參具有多方面的藥理作用，如改善微循環障礙、改變血液流變狀況、抗凝、抗炎、耐缺氧、提高免疫功能等。適用於氣滯血瘀兼有血熱的患者（主要表現為肝硬化、脾大，兼有低熱、煩躁、失眠、肋痛、癰腫瘡毒等）。一般用法為：丹參注射液或複方丹參注射液10～20毫升／天（相當於含生藥15～30克），加入10%葡萄糖250毫升中靜滴，25～30天為一療程，一般用3個療程；丹參飲片15～30克／天，水煎服，用3～6個月。

臨床上常用的製劑還有丹參酮片、複方丹參片、丹參酮磺酸鈉注射液和香丹注射液等。

◎桃　仁

中醫認為，桃仁的主要功能是破血行淤，適用於血淤徵象明顯，伴有腸燥便秘、舌質紫暗、面色黧黑、肝區刺痛、腹腔感染等患者。現代藥理研究表明，桃仁具有抗菌、抗過敏、抗炎、鎮痛等作用。其活血化淤作用的主要成分是苦杏仁苷。

一般用法為：桃仁8～15克，煎湯，每天分2～3次服，或入丸、散；苦杏仁苷注射液0.59～1.5克，加入5%葡萄糖500毫升中靜滴，隔日1次，總療程為3個月。

◎冬蟲夏草

中醫認為冬蟲夏草的主要功能是補虛損、益精氣，適合於各種虛證患者。一般用法為：煎湯內服，8～15克，或入丸、散；蟲草菌絲膠丸，每次5丸（每丸含量為0.259克），每日3次，療程3～4個月。

◎漢防己

現代藥理研究發現，漢防己甲素有鎮痛、抗過敏、顯著的降壓及抗菌、抗原蟲和抗腫瘤作用。主要適合於濕熱壅盛型的胸水、腹水、肢腫的肝硬化患者。

用法為：粉防己飲片8～15克，一般每日水煎後分次內服，或入丸、散，療程3～6個月；漢防己甲素片，每日150毫克，分3次服，療程18個月。

◎茯　苓

茯苓的主要功能為滲濕利水、益脾和胃，適合於脾氣虛弱、腹水、肢腫的患者（表現為水腫脹滿、小便不利、泄瀉、咳嗽、失眠等）。一般用法為：每日12～25克，水煎，分次內服；或入丸、散。

◎齊墩果酸

本品係中藥青葉膽的有效成分。該成分廣泛存在於連翹、女貞子、敗醬草等多種中草藥中，現已製成齊墩果酸酶片。其主要具有護肝降酶、促進肝細胞再生、抗炎、強心、利尿、抗腫瘤等作用，是開發治療肝病藥物的有效成分。一般用法為：片劑每次40毫克，每日3次口服，用於治慢性肝炎時3個月為一療程；治療肝硬化、肝腹水時可口服奧星膠囊（主要成分為齊墩果酸），每次4粒，每日3次，3個月為一療程。

◎柴　胡

柴胡的主要功能為疏肝解鬱、解表、升陽，適合於肝鬱脾虛類患者（表現為低熱、胸脇脹痛、食後脹滿、噁心、腹痛等）。一般用法為每日5～9克，水煎後分次服；或入丸、散；或製成注射液。

◎田三七

田三七有止血化淤的功效，用於肝硬化出現鼻出血、牙齦出血、嘔血、便血者。一般用法為：三七粉2克，沖服，半年為一療程。

◎紅　花

紅花用於血淤徵象明顯者。一般用法為：3～9克，泡水服用，半年為一療程。

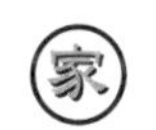

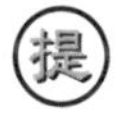

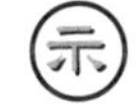

雙目靈（又稱蛇王藤）、澤蘭、當歸等長期使用，也有明顯的抗肝纖維化作用。

具有保肝功效的幾種常用中藥

下面這幾種常用中藥具有保肝的功效。

◎冬蟲夏草

能減輕肝臟的炎性細胞浸潤和肝細胞的變性、壞死程度，同時能抑制Ⅰ、Ⅱ型膠原在肝內的沉積，使已形成的膠原重新吸收和溶解，有抗肝纖維化的作用。

◎丹　參

能抑制和減輕急、慢性肝損傷時肝細胞變性、壞死的程度以及炎症反應，加速纖維組織重吸收，具有抗肝纖維化、改善肝臟血液循環、防止肝硬化的作用。

◎白　芍

其提取物對D—半乳糖胺所致肝損傷和血清谷丙轉氨酶升高有明顯對抗作用，有修復肝細胞的功效。

◎當　歸

能減輕肝細胞的變性、壞死程度，促進肝細胞再生，抑制肝纖維化。還可使血清谷丙轉氨酶、谷草轉氨酶降低，降低程度與用藥量具有一定的關係。

◎川　芎

含有的川芎嗪能降低血清轉氨酶，維持和提高肝組織中SOD活性，清除氧自由基，減少其毒性，具有良好的抗脂質過氧化損傷作用，且有抗肝纖維化作用。

◎三　七

長期小劑量給藥，可改善肝臟微循環，促進肝組織修復、再生和抗肝纖維化的作用。

◎黃　芪

有抗氧化及穩定肝細胞膜的作用，能促進膽紅素代謝，減輕肝細胞的壞死程度，促進肝細胞再生。臨床上用黃芪治療黃疸型肝炎，取得了較滿意的效果。

◎五味子

對肝損害引起的血清酸氨基轉移酶升高有一定的降低作用；也能使肝炎患者的高血清醯酸氨基轉移酶降低，還可減輕中毒性肝損傷的物質代謝障礙，具有輕度升高肝糖原，減輕肝細胞的變性程度，減輕中毒致病因數對肝細胞線粒體和溶酶體的破壞，促進肝細胞內蛋白質合成的作用。

◎茯　苓

對四氯化碳所致肝損傷有保護作用。

◎防　己

含有的漢防己甲素能抑制肝細胞內DNA及膠原的合成，防止肝損傷後肝細胞的變性、壞死程度，抑制纖維細胞的增生。

◎薑　黃

含有的薑黃素能有效地抑制肝細胞微粒體細胞色素酶和谷胱甘肽轉移酶的活性，又能抑制膠原合成和肝星狀細胞活性而起到抗肝纖維化的作用。

◎靈　芝

能減輕乙硫氨酸引起的脂肪肝程度，促進肝細胞再生，加強肝細胞的解毒功能。

◎甘　草

可減輕肝細胞的變性和壞死程度，降低血清氨基轉移酶的活力，提高肝細胞內的糖原和DNA含量，促進肝細胞再生，對肝炎病毒有抑制作用。

◎桃　仁

其提取物有增強肝臟血流量、促進纖維肝內膠原分解、降低肝組織膠原含量、抗肝纖維化的作用。

◎大　黃

含有的大黃素可清除肝細胞的炎症，減輕膽汁的淤積，清除氧自由基，減輕脂質過氧化反應，改善大鼠肝纖維化功能，並降低血清層粘連蛋白及透明質酸的水準。

◎紫　草

可有效地防止四氯化碳引起的大鼠血清ALT活力的加強，減少血清膽紅素含量，具有抗肝細胞損傷、保肝、恢復肝功能的作用。

◎珍珠草

有良好的B型肝炎表面抗原轉陰作用，還具有較強的抑制B型肝炎病毒和阻止肝纖維化的作用。

◎垂盆草

垂盆草苷具有明顯降低血清酸氨基轉移酶的作用，且作用迅速而持久。

◎水飛薊

水飛薊素有改善肝功能、保護肝細胞膜的作用。

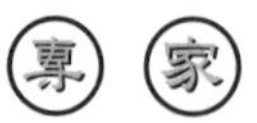

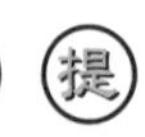

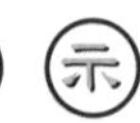

肝病患者在吃中藥時，一定要聽從醫生的囑咐，不能擅自吃藥，也不能依靠自己的感覺停藥。

治肝病時可自我按摩四穴位

肝腫大、疼痛推拿法

按壓足三里穴：以拇指或食指端部按壓雙側足三里穴。指端附著皮膚不動，由輕漸重，連續均勻地用力按壓。此法能舒肝理氣、通經止痛、強身定神。

揉肝炎穴：下肢膝關節屈曲外展，拇指伸直，其餘四指緊握踝部助力，拇指指腹於內踝上約7公分之「肝炎穴」處進行圓形揉動。此法可疏經絡、補虛瀉實、行氣止痛。

低熱推拿法

捏大椎穴：坐位，頭略前傾，拇指和食指相對用力，捏起大椎穴處皮膚，作間斷捏揉動作。此法能疏通經絡、祛風散寒、扶正祛邪。

掐內、外關穴：以一手拇、食指相對分別按壓內關、外關穴位，用力均勻，持續5分鐘，使局部有酸重感，有時可向指端放射。此法能通經脈、調血氣，氣調則低熱止。

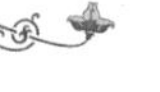
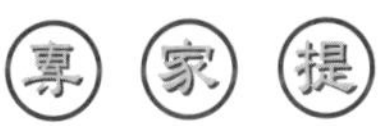
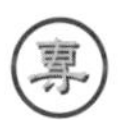
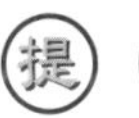
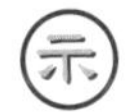

專家提示

穴位按摩機制十分複雜，它們相互聯繫，相互滲透，相互促進，協同作用，以達到扶正祛邪、防治疾病的目的。因此，一定要找準穴位。

你知道嗎？

肝病按摩的主穴

足三里：是胃經之合穴，五輸穴中的土穴，是強壯要穴和治療肚腹疾病的常用穴，具有健脾和胃、補中益氣、回陽固脫、祛濕化痰、消食導滯等功能。

三陰交：肝脾胃之經的交會穴，具有健脾化濕、疏肝益腎之功效。

陽陵泉：本穴為膽經之合穴，又是八會中之筋會穴，具有疏肝利膽、舒筋活絡之功效。

太衝：本穴為肝經之原穴，具有疏肝理氣、平肝熄風之功效。

肝硬化患者的按摩方法

肝硬化患者在疾病恢復期，可根據病情，適當做些保健按摩，以強身健體。

肝纖維化、肝硬化的保健按摩法

按摩部位：主要按摩兩側胸脇。

按摩方法：右手抬起，肘關節屈曲，手掌儘量上提，以手掌根部著力於腋下，單方向由上而下推擦，用力要穩，由輕漸重，推進速度需緩慢、均勻，動作要有一定的節律，反覆推擦數十次，以溫熱和舒適為主。

本法有疏肝理氣、散結消腫的作用。

酒精性肝硬化按摩法

按摩部位：主要按摩胸部。

按摩方法：用雙手自上而下抹胸部，作用力由輕→重→輕。一般開始時輕，中間重，結束時輕，如此反覆約30次。

本法有清心寧神、暢通血脈的功效，能加速酒精在肝臟內的代謝分解。

寬胸順氣按摩法

按摩方法：患者仰臥，雙手五指略分開，形如梳狀，從胸正中向兩肋側，分別順肋骨走向梳理開，要求雙手對稱，著力和緩。

本法主要用於胸脇鬱悶者，有疏通經絡、寬胸順氣的作用。操作中避免搓、擦等損及皮膚表面的動作。女性患者不宜用此手法。

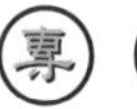
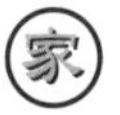
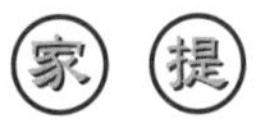
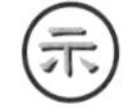

肝病患者在病情、條件允許的情況下，可適當安排時間，投身於自然，遊歷山野，這樣對身心大有益處。

可引起藥物性肝病的中草藥「黑名單」

下面這些中草藥可引起藥物性肝病，應用時一定要注意。

致一般性肝損害的中草藥

如果長期服用薑半夏、蒲黃、桑寄生、山慈姑等，可出現肝區不適、疼痛、肝功能異常等症狀。

致中毒性肝損害的中草藥

如超量服用川楝子、黃藥子、蓖麻子、雷公藤煎劑，可致中毒性肝炎。

致肝病性黃疸的中草藥

如長期服用大黃或靜脈滴注四季青注射液，會干擾膽紅素代謝途徑，導致黃疸。

誘發肝臟腫瘤的中草藥

如土荊芥、石菖蒲、八角茴香、花椒、蜂頭茶、千里光等中草藥裏含黃樟醚；青木香、木通、硝石、朱砂等含有硝基化合物，均可誘發肝癌。

下面這幾種中成藥也可引起藥物性肝病：壯骨關節丸、疳積散、克銀丸、消銀片（丸）、增生平、潤膚丸、昆明山海棠、銀屑散、六神丸、疏風定痛丸、濕毒清、消癬寧、防風通聖丸、血毒丸、除濕丸、龍蛇追風膠囊、壯骨伸筋膠囊、養血伸筋膠囊、九分散、追風透骨丸、骨仙片、甲亢寧膠囊、婦康片、化瘀丸、養血生髮膠囊、首烏片、雙黃連口服液、銀翹片、複方甘露飲、牛黃解毒片、葛根湯、麻杏石甘湯等。

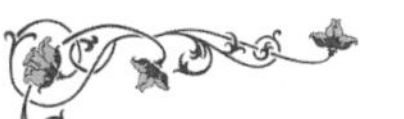
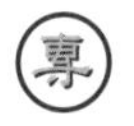
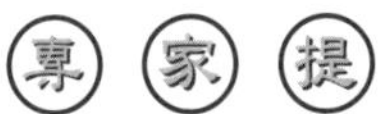
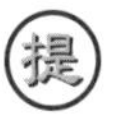
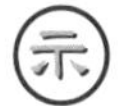

如果你是肝病患者，對上述中草藥，最好能不用就不用，能少用就少用，達到治療目的後，應及時停藥。

中醫治療B型肝炎的方法

治療B型肝炎，中醫主要是從濕、鬱、虛三個方面著手治療，下面分別介紹一下。

濕　我國傳統醫學認為，B型肝炎病毒是一種「濕熱疫毒」的邪氣。臨床研究也發現，慢性B型肝炎最主要的中醫臨床證型是濕熱阻滯。中醫認為，濕性黏膩，纏綿難去，因而易使病程延長，形成慢性病。儘管如此，肝病患者仍可用溪黃草、茵陳蒿這兩種中草藥祛濕，不過並不是每個人都可用此中草藥。

我國傳統醫學將濕邪分為濕熱和濕濁兩種，下面分別介紹一下。

濕熱　這類患者比較多，口乾、口苦是這類患者的主要表現，他們還喜歡喝冷水、吃煎炸食物、易上火，小便比較黃，舌苔黃、厚、膩。治療時，可以茵陳蒿湯、龍膽瀉肝湯為主方，再酌情加減藥物進行治療。中成藥可選用龍膽瀉肝丸、溪黃草沖劑、雙虎清肝顆粒、B型肝炎清熱解毒顆粒等。

濕濁　這類患者與濕熱患者的區別主要表現在：舌苔雖然厚膩卻不黃；儘管口乾口苦，但不喜歡喝水。最主要、最有代表性的是，他們有明顯的身體困重感，每天都覺得很累，好像背著很重的東西。濕濁患者，胃口不好，嚴重者還有口中發黏的感覺，大便偏稀。用中醫治療，可選用胃苓湯、藿朴夏苓湯等。中成藥有利濕散、健脾祛濕沖劑等。濕濁患者千萬不能用治療濕熱的藥物，否則會損傷脾胃，使濕濁更難祛除。

鬱　所謂鬱，就是肝氣鬱結，也就是平時所講的不開心。在上文中已經說過，心情不好也有可能導致肝炎的發生。中醫認為「肝主疏泄，為風木之臟，其性剛暴，喜條達而惡抑鬱」，所以，肝炎病毒侵犯肝臟，首先會抑制肝氣的疏泄，這就是肝炎患者不開心的病理基礎。

臨床上常有一些患者，他們的各項檢查都在正常範圍內，但總覺得有些不舒服，比如覺得很累，沒有食慾，或者肝區有頂脹的感覺等。這些表現雖然各有特點，但都有一個共同點——對病情的擔心。另一個特點就是，不適的症狀和心情有關。

如果有別的事情在做，患者一般沒有不適的感覺，靜下來的時候，則感到不適。對愛發脾氣的患者，可以用丹梔逍遙散；對胃口不好的患者，就用逍遙散。

此類患者，飲食調理的作用不大，關鍵還是要解決如何客觀看待B型肝炎治療的問題。

虛　一般而言，虛證多見於久病、得不到很好治療的患者；也有一部分是先天不足引起的。慢性B型肝炎患者的虛是比較特殊的。它的虛，一個來源於先天原因，一個來源於後天原因。中醫認為，肝屬木，脾屬土，肝病會損傷脾胃功能，而脾胃功能不好、營養吸收不良，反過來自然就會影響肝臟。這就是產生肝病的先天原因。後天原因是指過量使用清熱利濕的藥物。

因此，這類患者在治療時，應該補益脾胃。脾胃虛弱的患者常表現為沒有胃口、精神疲倦。他們跟濕濁患者的臨床表現有點相似，但脾虛患者的主要感覺是虛弱，沒有困重。而且最關鍵的一點是，這類患者的舌苔一般都不厚膩。治療方面，四君子湯或香砂六君子湯是比較好的選擇。中成藥香砂六君子丸、補中益氣丸都是不錯的選擇。平時用黨參、黃芪、白朮、大棗等藥物煲湯或煮粥，也可以起到飲食調理的作用。

慢性B型肝炎的治療並不複雜，前面所講的各種中醫治療方法，都是針對疾病的早期和中期進行的簡單分型處理。對於已經出現肝硬化或其他併發症等複雜情況的患者，還是應該到醫院診治更為合適。

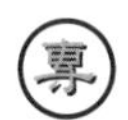

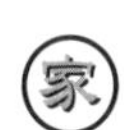

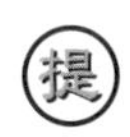

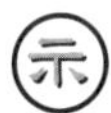

治療濕證不能過早使用滋補藥品。濕熱的祛除是一個相當長的過程，有些慢性肝炎的患者可能連續用了3個月的藥，舌苔才退乾淨。

國家圖書館出版品預行編目資料

知名專家細說 肝病／金　瑞編著
——初版，——臺北市，品冠文化，2011〔民100.09〕
面；21公分，——（名醫與您；5）
ISBN 978-957-468-827-2（平裝）
1.肝病
415.53　　100013313

知名專家細說 肝　病

編　　著／金　　瑞
責任編輯／吳 萍 芝
發 行 人／蔡 孟 甫
出 版 者／品冠文化出版社
社　　址／台北市北投區（石牌）致遠一路2段12巷1號
電　　話／(02) 28233123・28236031・28236033
傳　　真／(02) 28272069
郵政劃撥／19346241
網　　址／www.dah-jaan.com.tw
E-mail／service@dah-jaan.com.tw
登 記 證／北市建一字第227242號
承 印 者／傳興印刷有限公司
裝　　訂／建鑫裝訂有限公司
排 版 者／千兵企業有限公司
授 權 者／安徽科學技術出版社
初版1刷／2011年（民100年）9月

售　價／220元

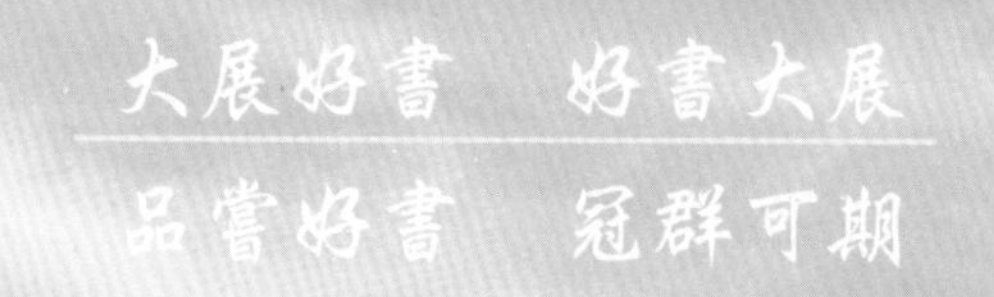
大展好書　好書大展
品嘗好書　冠群可期

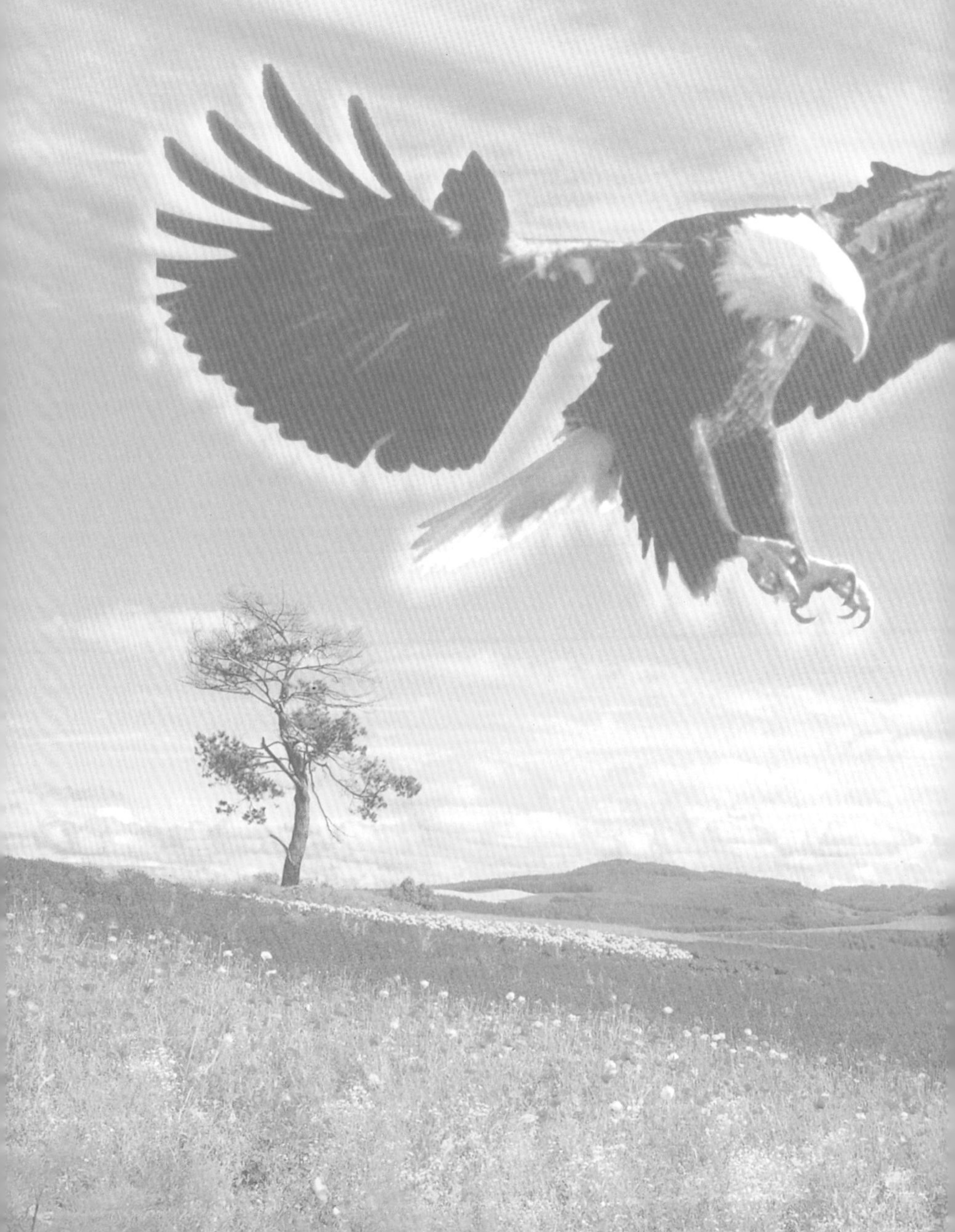

大展好書　好書大展

品嘗好書　冠群可期